Gianna Polacco Williams

Innenwelten und Fremdkörper

Das Anliegen der Buchreihe Bibliothek der Psychoanalyse besteht darin, ein Forum der Auseinandersetzung zu schaffen, das der Psychoanalyse als Grundlagenwissenschaft, als Human- und Kulturwissenschaft sowie als klinische Theorie und Praxis neue Impulse verleiht. Die verschiedenen Strömungen innerhalb der Psychoanalyse sollen zu Wort kommen, und der kritische Dialog mit den Nachbarwissenschaften soll intensiviert werden. Bislang haben sich folgende Themenschwerpunkte herauskristallisiert: Die Wiederentdeckung lange vergriffener Klassiker der Psychoanalyse – wie beispielsweise der Werke von Otto Fenichel, Karl Abraham, Siegfried Bernfeld, W. R. D. Fairbairn, Sándor Ferenczi und Otto Rank – soll die gemeinsamen Wurzeln der von Zersplitterung bedrohten psychoanalytischen Bewegung stärken. Einen weiteren Baustein psychoanalytischer Identität bildet die Beschäftigung mit dem Werk und der Person Sigmund Freuds und den Diskussionen und Konflikten in der Frühgeschichte der psychoanalytischen Bewegung.

Im Zuge ihrer Etablierung als medizinisch-psychologisches Heilverfahren hat die Psychoanalyse ihre geisteswissenschaftlichen, kulturanalytischen und politischen Bezüge vernachlässigt. Indem der Dialog mit den Nachbarwissenschaften wiederaufgenommen wird, soll das kultur- und gesellschaftskritische Erbe der Psychoanalyse wiederbelebt und weiterentwickelt werden.

Die Psychoanalyse steht in Konkurrenz zu benachbarten Psychotherapieverfahren und der biologisch-naturwissenschaftlichen Psychiatrie. Als das ambitionierteste unter den psychotherapeutischen Verfahren sollte sich die Psychoanalyse der Überprüfung ihrer Verfahrensweisen und ihrer Therapie-Erfolge durch die empirischen Wissenschaften stellen, aber auch eigene Kriterien und Verfahren zur Erfolgskontrolle entwickeln. In diesen Zusammenhang gehört auch die Wiederaufnahme der Diskussion über den besonderen wissenschaftstheoretischen Status der Psychoanalyse.

Hundert Jahre nach ihrer Schöpfung durch Sigmund Freud sieht sich die Psychoanalyse vor neue Herausforderungen gestellt, die sie nur bewältigen kann, wenn sie sich auf ihr kritisches Potenzial besinnt.

Bibliothek der Psychoanalyse
Herausgegeben von Hans-Jürgen Wirth

Gianna Polacco Williams

Innenwelten und Fremdkörper

Abhängigkeitsbeziehungen bei Essstörungen und anderen seelischen Erkrankungen

Aus dem Englischen von Antje Vaihinger

Psychosozial-Verlag

Titel der englischen Originalausgabe:
Internal Landscapes and Foreign Bodies
First published 1997 by Karnac Books Ltd
Published 2019 by Routledge

Authorised translation from the English language edition published by Routledge, a member of the Taylor & Francis Group

Bibliografische Information der Deutschen Nationalbibliothek
Die Deutsche Nationalbibliothek verzeichnet diese Publikation in der Deutschen Nationalbibliografie; detaillierte bibliografische Daten sind im Internet über http://dnb.d-nb.de abrufbar.

Unveränderte Neuauflage der deutschen Ausgabe von 2003 (Stuttgart: Klett-Cotta)
Deutsche Übersetzung von Antje Vaihinger © Klett-Cotta, Stuttgart 2022
© 2023 Psychosozial-Verlag GmbH & Co. KG, Gießen
info@psychosozial-verlag.de
www.psychosozial-verlag.de

Umschlagabbildung: Wassily Kandinsky, *Analytische Zeichnung III,* 1926
Umschlaggestaltung nach Entwürfen von Hanspeter Ludwig, Wetzlar
ISBN 978-3-8379-3214-0

Inhalt

Zur Erinnerung an Martha Harris

Vorwort

Die Tavistock Clinic hat seit ihrer Gründung 1920 eine Vielfalt psychotherapeutischer Ansätze zur Behandlung seelischer Erkrankungen entwickelt, die immer stark von der Psychoanalyse beeinflußt waren. In den letzten dreißig Jahren ist hier auch die systemische Familientherapie als neues theoretisches Modell und klinische Vorgehensweise entwickelt worden. Die Klinik ist die größte Weiterbildungseinrichtung in Großbritannien für diese Art von Arbeit geworden; ihr Angebot umfaßt Ausbildungs- und Postgraduiertenlehrgänge in Sozialarbeit, Psychologie, Psychiatrie, in Psychotherapie für Kinder, Jugendliche und Erwachsene und neuerdings auch für Pflegeberufe. Jährlich werden etwa 1200 Teilnehmer in mehr als fünfundvierzig Kursen ausgebildet.

Es gehörte zur Philosophie der Klinik, durch ihre therapeutisch und humanistisch orientierten Methoden Einfluß auf die Arbeit mit seelisch Kranken zu nehmen und zur Weiterverbreitung ihrer Ausbildungs- und klinischen Erfahrung und ihrer Forschungsergebnisse innerhalb Großbritanniens und der ganzen Welt beizutragen. Die wichtigsten klinischen und theoretischen Arbeiten, die an der Tavistock Clinic entstanden sind, werden in einer Reihe von Publikationen allgemein zugänglich gemacht.

In *Innenwelten und Fremdkörper* geht es um die Erforschung von Problemen, zu denen es bei der Gestaltung und Aufrechterhaltung enger Beziehungen kommen kann. Das Buch basiert auf der Arbeit, die Gianna Williams seit vielen Jahren an der Tavistock Clinic, insbesondere im Workshop für Eßstörungen am Adolescent Department, geleistet hat. Es geht um die Untersuchung der Frage, auf welche Weise Abhängigkeitsbeziehungen abgewehrt werden, indem beispielsweise die Möglichkeit, gute Erfahrungen zu machen, nicht aufgegriffen wird, und deshalb bestimmte Beziehungen nicht bedeutsam werden dürfen und andere kontrolliert werden müssen. Diese Abwehrmaßnahmen können zu Eßstörungen führen, haben aber auch bei vielen anderen psychischen Erkrankungen eine große Bedeutung. Gianna Williams vermittelt ein differenziertes Verständnis für eine Reihe von Problemen, denen die Patienten ausgesetzt sein können, die unsere therapeutische Hilfe suchen und in Anspruch nehmen.

Nicholas Temple und Margot Waddell

Dank

Eine Reihe von Freunden hat mich bei der Arbeit an diesem Buch sehr großzügig unterstützt. Vor allem erwähnen möchte ich Simonetta Adamo, Vera Forster, Cathy Urwin, Paul Williams und Margot Waddell. Ann Scotts sachkundige Hilfe bei der Bearbeitung des Manuskripts war von unschätzbarem Wert, und Lyndsay MacDonald hat mir bei den endlosen Schreibarbeiten unermüdlich geholfen und mich mit ihrer Freundlichkeit und Hilfsbereitschaft unterstützt und immer wieder aufgemuntert.

Ich danke Donald Meltzer, weil er mir bei der Entwicklung meines Interesses für »Innenwelten« geholfen hat. Ich möchte mich auch bei einer Reihe von Supervisoren für die Hilfe bedanken, die sie mir bei einigen der in diesem Buch beschriebenen Behandlungen gegeben haben; zu ihnen gehören Esther Bick, Irma Brenman Pick, Martha Harris, Roger Money-Kyrle, Francis Tustin und Isca Wittenberg. Mein großer Dank gilt meinen Studenten und Kollegen und ihrem Einverständnis, Material aus ihren Beobachtungen und ihrer klinischen Arbeit anzuführen; unter ihnen sind Miranda Davies, Jane Ellwood, Marta Martin, Bianca Micanzi-Ravagli und Mariangela Pinheiro.

Ich möchte mich bei Elizabeth Bott Spillius bedanken, weil sie entscheidend dazu beigetragen hat, daß ich meine Überlegungen zu diesem Buch entwickeln konnte. Last but not least möchte ich meinem Mann Arthur für seine Unterstützung und Mitarbeit, meiner Mutter Maria Bianca, meinen Töchtern Sue und Claudia und meiner Enkelin Chiara für ihre so zutreffende und oft hilfreiche Ungeduld danken, wenn ich mich zu sehr meiner Arbeit gewidmet habe.

Einleitung

Das Hauptthema dieses Buches ist die Unfähigkeit, »von einem anderen etwas anzunehmen« und so eine Abhängigkeitsbeziehung zu verinnerlichen. Manchmal zeigt sich dieses Unvermögen im Kontext der Psychopathologie von Eßstörungen. Der Zusammenhang zwischen der Schwierigkeit, im Rahmen einer Abhängigkeitsbeziehung etwas anzunehmen, und der Konkretheit der Probleme, wenn es um die Annahme von Nahrung geht, hat mich viele Jahre lang interessiert. Das Buch besteht aus einer Reihe von Arbeiten, die zu unterschiedlichen Zeiten entstanden sind. Die Auswahl der Reihenfolge der Kapitel wird in dieser Einleitung erläutert.

Das erste Kapitel – »Die innere Welt des Kindes« – entstand als Vortrag für eine Tagung vor einem zahlreichen und sehr unterschiedlich zusammengesetzten Publikum. Ich möchte in diesem Kapitel vor allem darauf eingehen, wie die innere Welt des Kindes beschaffen ist. Die hier beschriebene jugendliche Patientin Louise hatte Abwehrformen gegen das Entstehen einer Abhängigkeitsbeziehung entwickelt, die weder auf traumatische Erfahrungen noch auf Deprivationen in ihrer frühen Kindheit oder jetzigen Lebenssituation zurückzuführen waren. Ich beschreibe in diesem Kapitel eine Art unheilvolle innere Allianz, die es der Patientin ermöglichte, den Status quo aufrechtzuerhalten und sie vor dem Schmerz, den sie im Zusammenhang mit einer Abhängigkeitsbeziehung fürchtete, zu bewahren. In ihrem Fall hatte die unheilvolle Allianz nicht das Ausmaß »pathologischer Organisationen« (Steiner 1982, 1987), wie ich sie bei anderen Patienten, die später in diesem Buch vorgestellt werden, zeigen werde.

Im zweiten Kapitel – »Denken und Lernen bei deprivierten Kindern« – geht es um die Schwierigkeiten von Patienten, denen die Erfahrung eines Containments vorenthalten worden ist und deren Voraussetzungen zum Lernen und Denken infolgedessen beeinträchtigt sind. Dieses Kapitel steht in deutlichem Kontrast zum ersten Kapitel, weil hier eine *äußere* Deprivation als zentraler Faktor herausgearbeitet wird. Ich beziehe mich dabei vor allem auf das Denkmodell, das Wilfred Bion in seiner Theorie der »Container-contained-Beziehung« (Bion 1962) entwickelt hat. Eine emotionale Erfahrung benennen und über sie nachdenken zu können setzt nach Bion die Verinnerlichung eines äußeren Objekts – also eines »Containers« – voraus, das diese Funktion ausüben konnte. Interessanterweise entdeckte ich, daß ich in einer 1968 verfaßten Arbeit (Henry [Williams] 1969) – als ich mit dem Container-contained-Konzept und der Parallele, die Bion zwischen körperlichen und seelischen Verdauungsprozessen zog, noch wenig vertraut war – ein sprachlich ungewöhnlich begabtes siebenjähriges Mädchen beschrieben hatte, das eine Vorstellung von der Containerfunktion eines Objekts zu haben schien. Die siebenjährige Sarah sagte zu mir: »Mein Verdauungssystem ist nicht sehr gut, Sie verdauen mein Essen für mich in Ihrem Magen und geben mir dann das zurück, was mir ins Blut geht« (Henry [Williams] 1969, S. 55). Sarahs Feststellung »Mein Verdauungssystem ist nicht sehr gut« klingt im zweiten Kapitel in mehreren Beispielen an, in denen es um die Probleme von Kindern geht, deren psychischer Apparat beschädigt ist. Sie sind darauf angewiesen, die Funktion eines Objekts zu verinnerlichen, das ihren eigenen Erfahrungen emotionale Bedeutung verleihen kann. In diesem Kapitel setze ich mich außerdem mit der Frage auseinander, ob Erfahrungen so traumatisch sein können (also der Input von außen als psychisch unerträgliche Belastung erlebt wird), daß sie selbst für gut ausgestattete Kinder – auch solche, bei denen keine Traumatisierung vorausgegangen ist – wahrscheinlich unverdaulich sein werden, so daß diese Kinder nicht in der Lage sind, sie in ihren emotionalen »Kreislauf« zu absorbieren. Deshalb weise ich hier sowohl auf *mangelhafte Voraussetzungen* als auch auf *unerträglichen Input* hin.

Im dritten Kapitel – »Zweifache Deprivation« – geht es um bestimmte Aspekte aus der Behandlung eines Patienten, der nahezu unzugängliche Abwehrmechanismen entwickelt hatte, um sich nicht bedürftig und abhängig fühlen zu müssen. Bei diesem Patienten, Martin, bestand ein noch viel größerer Widerstand als bei den meisten Patienten, die mir begegnet sind: Äußere Faktoren trugen zweifellos erheblich zum Aufbau eines Abwehrsystems gegen die Abhängigkeit von einem Objekt bei. Er hatte in seiner frühen Kindheit traumatische Erfahrungen und schwerwiegende Deprivationen erlitten.

Wie deutlich zu sehen ist, habe ich mich zunächst vor allem mit der

Diskrepanz zwischen der Art der äußeren Erfahrungen und der Qualität der inneren Welt (im 1. Kapitel) beschäftigt und im Anschluß daran untersucht, wie sich äußere Erfahrungen auf die Qualität der Verinnerlichung und die Beschaffenheit der inneren Landschaft (2. Kapitel) auswirken. Man könnte fast von einer Polarisierung zwischen diesen beiden Kapiteln sprechen, die ich im 3. Kapitel zu überbrücken versuche. Die Arbeit mit meinem Patienten Martin hat mich zu Überlegungen über die Relation zwischen äußeren und inneren Faktoren veranlaßt, die zur Beschaffenheit der inneren Welt eines Kindes beitragen. Martin hatte sich vor Abhängigkeitsgefühlen und der Erfahrung des Angewiesenseins auf andere geschützt (wie auch Louise im 1. Kapitel), aber an seinem Fall läßt sich darüber hinaus zeigen, wie eng die Entwicklung seiner Abwehrformen mit dem Versuch einherging, sich gegen psychische Schmerzen zu schützen, die vielleicht in einem sehr frühen Stadium seines Lebens für ihn unerträglich waren. Der Titel des Kapitels – »Zweifache Deprivation« – bezieht sich auf Deprivationen, die aus äußeren Faktoren stammten, aber auch auf solche, die aus der Entwicklung seiner Abwehrformen entstanden waren und diesen Patienten nicht nur äußerlich, sondern auch innerlich zu einem Waisenkind hatten werden lassen.

Im 4. und 5. Kapitel geht es um unterschiedliche Formen innerer Allianzen, die vor dem psychischen Schmerz, der mit Abhängigkeitsbeziehungen einhergeht, Schutz bieten. Die narzißtische Persönlichkeitsstruktur eines Patienten, den ich im 4. Kapitel – »Über die Dynamik in einer Bande« – beschreibe, führt zu einer suchtartigen Beziehung, die sich von einer Abhängigkeitsbeziehung zu einem anderen Menschen ganz klar unterscheidet. Auf das Problem unheilvoller innerer Allianzen wird im 5. Kapitel – »Selbstwertgefühl und Wertschätzung des Objekts« – weiter eingegangen, aber es geht bei dem hier vorgestellten klinischen Material nicht um eine tiefverwurzelte »pathologische Organisation« (Steiner 1993), sondern eher um eine suchtartig betriebene, chronische Entwertung des Objekts, so daß die Abhängigkeitsbeziehung zu einem solchen Objekt in keiner Weise erstrebenswert ist. Der Titel des 5. Kapitels drückt aus, wie die Entwertung des Objekts wie ein Schatten auf die Selbstwahrnehmung der Patientin fällt (Freud 1917).

»Über den Verinnerlichungsprozeß« (6. Kapitel) beschreibt den Vorgang der allmählichen Verinnerlichung eines Objekts, das zuverlässig genug ist, um Abhängigkeit zu ermöglichen. Der hier vorgestellte Patient war wahrscheinlich stärker traumatisiert als jeder andere der in diesem Buch beschriebenen Patienten. Ich greife hier das Thema des ersten Kapitels insofern wieder auf, als ich über einen klinischen Fall berichte, bei dem es *keine lineare Verknüpfung von Ursache und Wirkung zwischen den äußeren traumatisierenden Faktoren und dem Ausmaß der von diesem Patienten entwickelten Abwehr* zu geben scheint. Dieser Patient war ernsthaft depriviert und außerdem mit einer schweren körperlichen Behinderung zur Welt gekommen. Trotzdem hatte er sich nicht in eine »pathologische Organisation« zurückgezogen und auch keine unzugängliche Form der Abwehr von Abhängigkeitsbeziehungen entwickelt (wie sie bei Martin im 3. Kapitel vorlag). Omnipotente Abwehrformen spielten eine große Rolle, sie schienen aber bei diesem Patienten die Überlebensfunktion einer primitiven Omnipotenz zu haben, wie sie von Joan Symington (1985) beschrieben wurde.

Die letzten fünf Kapitel des Buches befassen sich mit einer Reihe von Eßproblemen und Eßstörungen, die ebenfalls als Facetten einer Pathologie verstanden werden können, durch die die Fähigkeit beeinträchtigt wird, »von anderen etwas anzunehmen«. So werden im 7. Kapitel – »Schlechte Esser« – Beispiele für dieses Phänomen vorgestellt: als erstes ein Säugling, der vom ersten Lebenstag an die Nahrung verweigerte und erst nach und nach bereit war, sich füttern zu lassen. Es folgen weitere Beispiele vor dem Hintergrund unterschiedlicher Rahmenbedingungen, in denen die Dynamik des Widerstands gegen Abhängigkeit deutlich sichtbar wird: Dieser Widerstand kann im Zusammenhang mit Lernen auftreten oder bei der Erfahrung, andere zu vermissen und sich nach ihnen zu sehnen, und wenn es darum geht, den mit einer Trennung einhergehenden Schmerz anzuerkennen.

Im 8. Kapitel – »Die Umkehr der ›Container-contained-Beziehung‹« – geht es um das Problem, das entsteht, wenn Kinder zu Empfängern von Projektionen gemacht werden. Inzwischen bin ich zu der Auffassung gelangt, daß man bei Situationen, in denen Kinder die Empfänger von Projektionen sind, die Begriffe *Container* und *contained* nicht einfach umkehren sollte, sondern »Container« durch »Auffanggefäß« (receptacle) und das »im Container Enthaltene/contained« durch »Fremdkörper« ersetzen sollte.

Das im 9. Kapitel – »›Kein Zutritt‹ als Abwehrsystem« – beschriebene Material ermöglicht vor dem Hintergrund der Therapie einer Siebzehnjährigen, die ich vor einigen Jahren behandelt habe, retrospektiv wahrscheinlich ein teilweise tieferes Verständnis für den Fall eines psychotischen Mädchens, das ich vor über zwanzig Jahren in Analyse hatte (siehe auch 8. Kapitel). Beide Patientinnen hatten sehr konkret die Befürchtung oder sogar die bedrohliche Angst, daß etwas Schädliches »in ihr Inneres gelangen« könnte. Die siebzehnjährige anorektische Patientin fühlte sich in ihren alptraumartigen Träumen von Kaulquappen bedroht, die in alle ihre Körperöffnungen einzudringen versuchten. Das psychotische Mädchen, das ich vor zwanzig Jahren behandelte, hatte die konkretistische Wahnvorstellung, daß Flöhe in jede Körperöffnung eindrangen. Beide Patientinnen litten unter schweren Eßstörungen, und in beiden Fällen bin ich heute der Auffassung, daß ein wesentlicher Faktor der Entstehung dieser Pathologie in der Tatsache zu suchen ist, daß beide Patientinnen in ihrer frühen Kindheit die Erfahrung machten, elterliche Projektionen in sich aufnehmen zu müssen.

Der besondere Beitrag dieses an der Entstehung von Eßstörungen beteiligten Faktors stand in den letzten Jahren im Mittelpunkt meiner Interessen. Manche Patienten und Patientinnen versuchen sich vor einer schädlichen Beeinflussung zu schützen, indem sie ein »Kein Zutritt«-Abwehrsystem entwickeln, wie ich es genannt habe. Häufig kommt es bei solchen Patienten eher zu einer Anorexie als zu einer Bulimie.

Im 10. und im 11. Kapitel geht es mir um das Erleben von Patienten, die für elterliche Projektionen »durchlässig« bleiben. Ihre Symptomatik manifestiert sich im Zusammenhang mit Eßstörungen vorwiegend als Bulimie. Der Titel des 10. Kapitels – »Über Introjektionsprozesse« – bezieht sich auf die Formulierung einer Hypothese im Anschluß an Wilfred Bions Theorie einer organisierenden Funktion in der inneren Welt, die er »Alpha-Funktion« nannte. Ich meine, daß Patienten, die ein vor Projektionen überquellendes Objekt verinnerlicht haben, möglicherweise dabei auch eine *Funktion* verinnerlichen, die das Gegenstück zur Alpha-Funktion bildet, eine desorganisierende Funktion, die man »Omega-Funktion« nennen könnte.

Im 11. Kapitel – »Fremdkörper« – setze ich die Beschäftigung mit dem Thema Eßstörungen fort, die nach meiner Auffassung in engem Zusammenhang mit der Schwierigkeit stehen, etwas »von einem anderen anzunehmen«, und welche eine Abwehr gegen psychische Schmerzen sind, die auftreten, wenn eine Abhängigkeitsbeziehung zu einem einzigartigen, wertvollen und unersetzlichen Objekt entstanden ist. Der bulimische Patient, den ich in diesem Kapitel beschreibe, erlebte sich einer Invasion von Fremdkörpern ausgesetzt, ähnlich wie sich Natasha im 8. Kapitel von Flöhen und Sally im 9. Kapitel von Kaulquappen bedroht fühlten. Er war in der Tat zum Empfänger massiver Projektionen einer sehr kranken Mutter gemacht worden. Seine Schwierigkeit, etwas in sich aufzunehmen, war zum Teil auf seine Angst zurückzuführen, daß diese Art Fremdkörper in ihn eindringen könnte.

In diesem Kapitel geht es vor allem um Material aus dem vierten Analysejahr dieses Patienten, der zu der Zeit viermal wöchentlich zur Behandlung kam. Es stellte sich nach und nach heraus, daß die Beschäftigung mit der persekutorischen Qualität von Fremdkörpern, die aus den elterlichen Projektionen resultierte, auch davon ablenken konnte, sich analytisch mit einer weiteren Bedeutung dieser Fremdkörper auseinanderzusetzen, nämlich mit der schmerzlichen Erfahrung, daß in der Übertragungsbeziehung ein »Dritter« präsent war. Die Anwesenheit einer väterlichen Funktion spielt bei der Entwicklung einer Abhängigkeitsbeziehung zu einem mütterlichen Objekt eine wesentliche Rolle, sie wird aber oft als Beeinträchtigung erlebt (Britton 1989).

Im 11. Kapitel wollte ich einige der Themen aus den vorangegangenen Kapiteln miteinander verknüpfen. Das krampfhafte Bedürfnis, die Nahrungsaufnahme zu kontrollieren, das sich sowohl bei der Anorexie wie bei der Bulimie zeigt, läßt sich manchmal mit der Angst vor dem Eindringen einer schädlichen Substanz in Verbindung bringen, hat aber auch die Funktion, nicht von Beziehungen abhängig zu werden, die sich nicht so leicht kontrollieren lassen und nicht immer zur Verfügung stehen. Bei meinem Patienten Daniel kann man sehen, daß er zwar seine Ernährung weniger stark kontrollieren mußte, daß er aber weiterhin gierig Bücher verschlang. Auch wenn dieses Symptom weniger bedrohlich war als seine Eßstörung, blieb die Bedeutung seines Bedürfnisses, ein Objekt zu kontrollieren, auf das er niemals warten mußte, noch lange erhalten. In diesem Zusammenhang ist es wichtig, daß er die ersten Lebenswochen in einem Inkubator verbracht hatte. Aber ein Kind muß nicht dermaßen traumatische Erfahrungen gemacht haben, um eine kontrollierende Beziehung zu seinen Objekten zu entwickeln – wie zum Beispiel zu den »Teddybär-Eltern« im 1. Kapitel oder zu einem Roboter, mit oder ohne Batterie, im 2. Kapitel. Auch solche Beziehungen gehören noch zum Bereich der Beziehung zu Dingen (Objekten), die kein Eigenleben und keine eigene Freiheit haben. Die spätere Entwicklung in Daniels Analyse zeigt, wie er allmählich seine krampfhafte Kontrolle über unbelebte Objekte wie Lebensmittel und die Kontrolle seiner Beziehung zu anderen aufgeben konnte und sich auf das gefährliche Terrain abhängiger Objektbeziehungen vorwagen konnte. Solche Beziehungen, das heißt die zu mir entwickelte Übertragungsbeziehung, sind einzigartig und unersetzlich, während ein Stück Schokolade so gut ist wie ein anderes, und als Daniel damals so gierig las, war für ihn auch ein Buch wie das andere. Ich denke, es wird in diesem Kapitel deutlich, daß die Fähigkeit, die Abwehr gegen die Entstehung einer Abhängigkeitsbeziehung von einem menschlichen Wesen aufzugeben, das frei ist, zu kommen und zu gehen – wofür es in diesem Buch viele verschiedene Beispiele gibt –, eine wesentliche Veränderung insbesondere auf dem Gebiet der Eßstörungen repräsentiert; statt der Wertschätzung von Besitztümern geht es um die Wertschätzung eines anderen Aspekts von Lebensqualität. Am zutreffendsten wäre es wahrscheinlich, von einem Übergang zu sprechen; es geht um den Übergang von der Wertschätzung des *Habens* zu einer intensiveren Erfüllung im schmerzlicheren, aber vielfältigeren Bereich des *Seins*.

Kapitel 1 | Die innere Welt des Kindes

Um das Modell der inneren Welt des Kindes vorzustellen, von dem ich bei meinen Überlegungen ausgehe, möchte ich statt einer Definition des Begriffs meine Erinnerungen an eine Ausstellung von Kinderzeichnungen an den Anfang stellen, die mich sehr beeindruckt hat und die mir lebhaft in Erinnerung geblieben ist. Die Zeichnungen hatten alle ein gemeinsames Thema: Das Dorf, in dem die Kinder lebten, lag an einem Fluß, der vor kurzem über die Ufer getreten war. Es war keine verheerende Überschwemmung gewesen, und es waren keine Menschenleben zu beklagen. Die sehr einfühlsame Lehrerin der Dorfschule hatte den Kindern vorgeschlagen, ein Bild von den Ereignissen am Tag der Überschwemmung zu malen. Es war beeindruckend, wie unterschiedlich die Zeichnungen waren, obwohl alle Kinder dieselbe Erfahrung gemacht hatten – kein Teil des Dorfes war von der Überschwemmung stärker betroffen gewesen als ein anderer.

Ich erinnere mich an eine Zeichnung, auf der das Dorf völlig unter Wasser stand, so daß nur der Kirchturm zu sehen war; auf dem flachen Dach des Kirchturms standen mehrere Leute; einige von ihnen wirkten sehr ängstlich. Auf dem Bild waren auch noch ein Hai und ein Schwertfisch zu sehen, die im Wasser schwammen; daß es sie in diesem Fluß tatsächlich gegeben hätte, war höchst unwahrscheinlich. Auch noch ein anderes Bild ist mir sehr lebhaft in Erinnerung – ein kleiner Junge und ein Mann, vermutlich sein Vater, trugen aus einem überfluteten Keller Säcke die halb unter Wasser stehende Treppe empor, und es war sehr realistisch dargestellt, daß die Säcke voller Lebensmittelvorräte waren. Andere Zeichnungen waren außerordentlich farbenfroh, ich erinnere mich an eine Unmenge roter Gummistiefel. Wahrscheinlich bereiteten mir die besonders munter geratenen Zeichnungen eher Unbehagen, weil ich bezweifelte, daß die Überschwemmung einfach nur ein amüsantes Erlebnis gewesen war, beispielsweise eine gute Gelegenheit zum Paddeln. Aber auf jeden Fall beeindruckte mich die Vielfältigkeit der Zeichnungen, die mir zeigte, wie unterschiedlich Kinder auf ein und dasselbe äußere Ereignis reagieren können.

Wenn ich jetzt auf die innere Welt des Kindes zu sprechen komme und auf die Frage, warum verschiedene Kinder dasselbe Ereignis in so unterschiedlicher Weise wiedergaben, möchte ich als einen möglichen Grund dafür nennen, daß diese Erfahrung durch ein inneres Bezugssystem gefiltert worden war. Die unterschiedlichen Darstellungen der Überschwemmung geben meines Erachtens Unterschiede in der inneren Realität der Kinder wieder. Wenn wir zu verstehen versuchen, woher die Unterschiede in der Gestaltung der inneren Welt rühren, läßt sich zwischen den Anteilen, die aus der Veranlagung (nature) und solchen, die aus der Umwelt (nurture) stammen, schwerlich eine klare Trennlinie ziehen.

Der Aspekt der inneren Welt, auf den ich in diesem Kapitel besonders eingehen möchte, ist das subjektive Element, das die Wahrnehmung der äußeren Ereignisse beeinflußt und färbt. Dazu möchte ich Situationen aus meiner Arbeit mit einer Patientin schildern, die vielleicht klarer werden lassen, was ich meine, wenn ich von der *inneren Welt* spreche. Ich habe absichtlich einen Fall ausgewählt, bei dem die äußeren Umstände *nicht* besonders traumatisierend waren, weil man sich dann vielleicht mehr auf die subjektive Komponente der inneren Welt konzentrieren kann, statt nach äußeren Anlässen Ausschau zu halten. Bei meiner Patientin, die von ihrem Alter her ein Teenager, in ihrer emotionalen Entwicklung aber eher wie ein Kleinkind war, konnte der Grund für ihre Störung nicht eindeutig in ihrer Lebensgeschichte festgemacht werden. Aber auch wenn die Ursache unsicher war, ihre Auswirkungen waren unübersehbar.

Die »Cheshire Cat«

Louise war von ihrer Schule an unsere Klinik überwiesen worden; sie war dort durch ihre innere Abwesenheit und Zurückgezogenheit aufgefallen. Sie hatte keine Freunde, und die Lehrer fanden es schwierig, mit ihr in Kontakt zu kommen. Ihre Leistungen in der Schule waren davon wenig beeinträchtigt. Louises Aufsätze waren sehr phantasievoll, aber gelegentlich galten sie als »etwas merkwürdig«. Das Lernen fiel ihr leicht, aber sie hielt sich dabei lieber an Bücher als an andere Menschen. Ihre Reserviertheit machte den Eindruck einer seelischen Störung und löste die Besorgnis aus, daß Louise sich im Verlauf ihrer Adoleszenz vielleicht noch weiter aus Beziehungen zurückziehen könnte. Sie war als Dreieinhalbjährige zwei Wochen von ihren Eltern getrennt gewesen, andere traumatische Erlebnisse waren aus Louises Kindheit nicht bekannt. Ein Jahr später kam ein kleiner Bruder zur Welt, und es war für Louise schwierig, sich mit der Geburt dieses Kindes zurechtzufinden. Ihr Vater hatte sich bei der Arbeit frei genommen und Louise versorgt, solange die Mutter im Krankenhaus war.

Bei unserer ersten Begegnung fiel mir auf, daß Louise sehr jung aussah. Obwohl sie für ihr Alter ziemlich groß war, wirkte sie eher wie eine Zwölf- und nicht wie eine Vierzehnjährige – sehr dünn, sehr hager –, und ihre großen dunklen Augen blickten mich bei unserer ersten Begegnung nicht an. Die Schwierigkeit, Blickkontakt mit ihr aufzunehmen, beeindruckte mich bei dieser Gelegenheit am meisten.

Ich möchte zunächst einige Szenen aus den Anfängen meiner Arbeit mit Louise wiedergeben. Manchmal, wenn sie mir im Sessel gegenübersaß, mit mir sprach und offenkundig mit mir in Kontakt zu sein schien, entstand zwischen uns so etwas wie eine Wolke. Ich konnte Louise dann nicht mehr erreichen und bekam einige Male den Eindruck, daß sie sich innerlich abgewandt hatte. Zunächst dachte ich, es wäre ihre Art der Abwehr, sich innerlich auszuschalten, um etwas Schmerzliches, das in diesem Moment aufgetaucht war, zu vermeiden; aber in anderen Situationen, in denen diese Ursache unwahrscheinlich war, konnte ihre Aufmerksamkeit genauso leicht und plötzlich langsam erlöschen. Oft kam dieses Verhalten sehr überraschend für mich.

Dann kam mir der Gedanke, daß ihr Verhalten etwas anderes bedeuten und einen unbewußten Sinn haben könnte. Vielleicht war das Entscheidende, daß Louise die Möglichkeit brauchte, *in mir* diese Gefühle, die ihr plötzliches »Verschwinden« auslöste, hervorzurufen. Ich fühlte mich tatsächlich oft sehr verloren: Ich wußte nicht, wo sie war und ob sie eigentlich hören konnte, was ich sagte. Außerdem irritierte mich manchmal ihr merkwürdiges Lächeln, dann breitete sich eine Art Grinsen auf ihrem Gesicht aus, das für mich im Widerspruch zu ihrer sonstigen Ausdruckslosigkeit stand. Ich fragte mich, ob Louise vielleicht in mir ein schmerzliches Gefühl wachrufen mußte, das ihr unerträglich war – vielleicht konnte sie mir nur so etwas darüber mitteilen.

Manchmal kritzelte sie etwas während ihrer Sitzungen auf ein Blatt. Einmal vertiefte sie sich sehr in ihr Malen und zeichnete ein Bild, das dem Gesicht der »Cheshire Cat« sehr ähnlich war, und sagte, es sehe aus wie eine Abbildung aus *Alice im Wunderland* (sie mochte dieses Buch sehr). Es zeigte mitten in den Blättern eines Baumes das Gesicht der Katze, auf dem ein breites Grinsen lag. Zunächst sprach sie über die Eigenschaften der Katze, als fühle sie sich von ihnen besonders angezogen; es gefiel ihr, daß die Katze schwer zu fassen und voller Spott war. Einiges davon hatte ich in meiner Beziehung zu ihr schon zu spüren bekommen. Ich versuchte, ihr das in einfachen Worten nahezubringen, und sagte, sie hätte sich manchmal mir gegenüber so ausweichend und glatt wie die »Cheshire Cat« verhalten und manchmal sogar so ein Lächeln im Gesicht, wie es zu diesem Bild passe. Vielleicht wollte sie, sagte ich, daß es mir gehe wie Alice mit der Katze. Wir könnten versuchen, zusammen herauszufinden, warum das so sei.

Ich will hier nicht in allen Einzelheiten den Prozeß wiedergeben, in dessen Verlauf ich zusammen mit Louise die glatte, ausweichende Atmosphäre betrachtete, die manchmal um sie herum entstand. Ich sagte ihr oft, daß ich den Eindruck hätte, sie wolle mich etwas fühlen lassen, das sie bis jetzt, wie ich wüßte, nicht in Worten ausdrücken könnte; sie wolle, daß ich wisse, wie es sich anfühlt, mit jemand zusammen zu sein und gleichzeitig nicht wirklich zu wissen, wie lang er verfügbar, anwesend und ihr aufmerksam zugewandt sein werde. Ich dachte – und denke auch heute noch –, daß es für Louise notwendig war, *mich* diese Ungewißheit und die damit einhergehende Angst spüren zu lassen, um mir einen ganz wichtigen Aspekt ihrer inneren Welt zu vermitteln, einen, der entscheidend dazu beitrug, daß sie sich im Leben so verloren fühlte. Wenn die zentrale Figur in ihrer inneren Welt ein Objekt wie die »Cheshire Cat« war, ausweichend, äußerst unzuverlässig und dazu noch spöttisch und grausam, dann kann es nicht überraschen, daß es für Louise nicht viel gab, woran sie sich festhalten konnte, um mit ihren Ängsten fertigzuwerden. Ein Objekt dieser Art würde sie nicht nur nicht vor Angst schützen können, sondern sogar selbst noch Angst hervorrufen.

Ein wichtiger Teil meiner Arbeit mit Louise bestand darin, ihr aufmerksame Zuwendung und Beständigkeit entgegenzubringen, so daß sie nach und nach eine Erfahrung machen konnte, die ein Gegengewicht bildete zu der ausweichenden Art der »Cheshire Cat«, die in der einen Minute da ist und in der nächsten schon wieder verschwunden. Es läßt sich nur schwer herausfinden, wie sich dieses Bild bei Louise hatte entwickeln können. Nach allem, was wir über ihre Mutter wissen, ist es fraglich, ob sie ihrem Kind genug Aufmerksamkeit hatte widmen können, aber es gibt keinen Anhaltspunkt dafür, daß Louise jemals absichtlich grausam behandelt worden wäre. Andererseits *fühlte* sie sich wahrscheinlich grausam behandelt, besonders als ihr jüngerer Bruder zur Welt kam.

Wie schon gesagt, gab es während der Behandlung einige Monate, in denen Louise mir gegenüber die »Cheshire Cat« war, deren »Verschwinden« und »Grinsen« ich dann ausgesetzt war, samt den Gefühlen, die dies in mir hervorrief. Danach zeigten sich einige Veränderungen. Louise verhielt sich nicht mehr so ausweichend und konnte sich allmählich den schmerzhaften Gefühlen stellen, die sie vermieden hatte, solange sie die »Cheshire Cat« war. Je weniger sie mir gegenüber die »Cheshire Cat« war, desto mehr hielt sie jetzt *mich* für ausweichend und unberechenbar. Ich erinnere mich, wie sie zum Beispiel einmal darauf beharrte, ich hätte mitten im Satz aufgehört zu sprechen, als ob *ich* mich innerlich abgewandt hätte. Tatsächlich hatte ich einen Satz mit einem Fragezeichen beendet, das Louise meiner Stimme nicht hatte entnehmen können. So gab es Momente des Mißverstehens, die wir während einer Sitzung gemeinsam betrachten konnten, aber vor allem wurde ich gegen Ende der Sitzungen für sie zur »Cheshire Cat«. Jedes »Auf Wiedersehen«, auch das am Ende einer Sitzung, war in ihren Augen ein grausames Verschwinden, als würde ich ein kleines Kind auslachen, weil es sich so anstellte, wenn es verlassen wurde. Wie sie mich erlebte, schien wie durch das Bild einer inneren Mutter nach Art einer »Cheshire Cat« gefiltert zu sein.

Es war wichtig, Louise sehr sorgsam auf Ferienunterbrechungen vorzubereiten, ebenso auf das bevorstehende Ende einer Sitzung, so daß sie Bescheid wußte, wenn nur noch fünf Minuten Zeit blieben. Plötzliches »Verschwinden« war für sie unerträglich. Bei einer Gelegenheit, bei der der Kontakt zwischen uns gut war, erinnerte mich Louise daran, daß Alice sich von der »Cheshire Cat« gewünscht hatte, sie möge doch bitte etwas langsamer verschwinden. Louise immer wieder auf diesen Aspekt ihrer inneren Welt aufmerksam zu machen und ihn mit der äußeren

Realität zu vergleichen, führte zu weiteren *graduellen* Veränderungen; allmählich konnte sie sich auf ein inneres Bild beziehen, das etwas zuverlässiger und weniger grausam war als die »Cheshire Cat«. Es war ein langer Prozeß – einige seiner Stadien möchte ich etwas detaillierter darstellen.

Teddybär-Eltern

Die graduellen Veränderungen kamen meines Erachtens mehr durch die Art der Beziehung zustande, die sich zwischen uns entwickelt hatte, als durch den *Inhalt* meiner Deutungen. Wie schon gesagt, bestand ein großer Teil meiner Arbeit mit Louise darin, sie Aufmerksamkeit und Beständigkeit *erleben* zu lassen. Louise mußte die Möglichkeit haben, mich hinreichend als Container zu erleben, um den Schutz einer für sie nachteiligen Abwehr aufgeben und sich dem psychischen Schmerz stellen zu können, der zuvor für sie unerträglich gewesen war. In ihrem Fall bestand der unerträgliche Schmerz in der Wahrnehmung von etwas Glattem, Ausweichendem und Unzuverlässigem, das wahrscheinlich vor allem daher rührte, wie sie ihre Mutter wahrgenommen hatte. Ihre Abwehr, mit der sie sich aber selbst schadete, hatte darin bestanden, die Situation umzukehren, selbst ausweichend und unerreichbar zu werden und keinen Kontakt aufzunehmen.

Sie hatte einiges an Angst auszuhalten, nachdem sie erst einmal mit den Ängsten und Phantasien in Berührung gekommen war, die um die Frage kreisten, warum *ich* nicht ständig verfügbar war.[1] Nach und nach vertraute Louise darauf, daß ich zur vereinbarten Zeit da sein und nicht plötzlich verschwinden würde. Langsam entwickelte sich eine Differenzierung zwischen dem Teenager in ihr, der mit einem gewissen Maß an Unsicherheit zurechtkam, und dem kleinen Kind, das von mir erwartete, auf Verlangen verfügbar zu sein. Für das kleinere Kind in ihr war meine Freiheit, zu kommen und zu gehen, wie ich wollte, ganz unerträglich.

1 Ein klares Bild davon, was mit »ständig verfügbar sein« gemeint war, vermittelte mir eine andere kleine Patientin. Sie konnte nur einschlafen, wenn der Wasserhahn in der Küche, die neben ihrem Zimmer lag, ständig lief. Für sie bedeutete das, daß die Vorräte nie zur Neige gehen würden.

Darüber hinaus sollte sich auch an meiner äußeren Erscheinung möglichst nichts verändern. Es beunruhigte Louise sehr, wenn ich etwas trug, was sie noch nie an mir gesehen hatte; das galt erst recht, wenn ich eine neue Frisur hatte.

Sie erinnerte sich an ihre Teddybären, von denen sie eine ganze Sammlung hatte, als sie ein kleines Mädchen war; zwei davon hatte sie aufbewahrt. Es wurde deutlich, daß ich wie einer ihrer Teddybären sein sollte: Teddybär-Eltern bleiben da, wo man sie läßt, sie haben kein eigenes Leben. Dieses Bild gibt eine Veränderung in Louises innerer Welt wieder: Statt einer ausweichenden und unberechenbaren »Cheshire Cat« gab es jetzt ein lebloses Teddybär-Elternpaar. Aber weder die Katze noch die Teddybär-Eltern konnten ihr viel Hilfe oder festen Halt bieten.

Für den Wunsch, die Kontrolle über leblos gemachte Elternfiguren zu behalten, fällt mir dabei ein ziemlich extremes Beispiel aus einer anderen Behandlung ein: ein kleiner Junge, der immer einen batteriebetriebenen Roboter zu seinen Sitzungen mitbrachte; dabei umklammerte er die Batterie mit der einen, den Roboter mit der anderen Hand. Es war *äußerst* wichtig für ihn, daß die Batterie nicht in den Roboter eingelegt war, damit dieser sich nicht in Bewegung setzen konnte. Manchmal kam es auch vor, daß er den Roboter mitbrachte und die Batterie zu Hause ließ. Man könnte sagen, ein batteriebetriebener Roboter stelle schon an sich nicht unbedingt besonders liebevolle Eltern dar, aber einem Roboter ohne Batterie mangelt es erst recht an Bewegung und Leben. In diesem Stadium der Behandlung war der Patient selbst ein ziemlich lebloser kleiner Junge. In seiner inneren Welt gab es keine Batterie, kein Herz.

Auch für Louise hielten die Teddybär-Eltern nicht viel Lebendigkeit bereit. Und sicher waren sie nicht sehr hilfreich, wenn es darum ging, ihre eigenen Potentiale zu nutzen. Beispielsweise boten sie ihr keine Anregung zur Identifizierung in ihrer sexuellen Entwicklung.

Es wird mittlerweile klar geworden sind, wie weit Louise von ihrem chronologischen Alter entfernt und wie wenig sie noch mit der Adoleszenz in Berührung gekommen war. Trotzdem *hatte* sich in ihren äußeren Beziehungen eine Veränderung vollzogen, sie lebte inzwischen nicht mehr so zurückgezogen. Sie hatte in der Schule Freundschaften geschlossen, allerdings nur zu Mädchen, obwohl sie auf eine gemischte Schule ging. Aber es war immerhin ein Fortschritt, sie hielt sich nicht länger ausschließlich an Bücher. Vielleicht hatte sie sogar einige Freundinnen, die ihr halfen, von denen ich aber zu dieser Zeit nichts erfuhr. Ich hörte nur von den »Freundinnen«, die sich ablehnend über ihre Behandlung äußerten.

Der »richtige Beistand«

Es ist nicht schwer zu verstehen, warum Louise so darauf angewiesen war, in sich selbst und auch in ihrer Umwelt Verbündete zu finden, die sie davor bewahrten, mich zu vermissen und wertzuschätzen. Vor allem wahrscheinlich gerade, weil die Beziehung zu mir für sie wichtiger geworden war, also auch meine Abwesenheit schmerzlicher, so daß sie für die Meinungen ihrer »Freundinnen« sehr empfänglich wurde. Anscheinend hatte es sich herumgesprochen, daß sie zu einer Behandlung ging, wenn sie die Schulstunden verließ, und sie erzählte mir, daß »*sie*« sich über sie »lustig machten«. Möglicherweise stimmte das, aber da ich wußte, wie leicht sich Louise wie von einer »Cheshire Cat« verspottet fühlen konnte, auch wenn niemand sich ihr gegenüber so verhielt, war ich mir nicht ganz sicher. Ich wußte nicht, ob ihre Freundinnen in der Schule ihr tatsächlich bei ihrer »Kampagne« gegen die Behandlung beistanden. Mir schien, daß sie, was immer ihre Freundinnen sagten, sehr bereitwillig einer Stimme lauschte, die sagte: »Geh da nicht hin – das ist wirklich nicht gut für dich«. Wahrscheinlich handelte es sich um eine *innere* Stimme, die sagte, Veränderungen wären auch weniger schmerzhaft zu haben – und überhaupt, warum sollte sie eine Veränderung wollen?

Nach einer Phase mit Sitzungen, in denen es Fortschritte gegeben hatte und in denen ich versucht hatte, Louise auf die *innere* Stimme aufmerksam zu machen, die zu den von ihr erwähnten äußeren Stimmen paßte, reagierte sie bei einer Gelegenheit ganz kooperativ. Sie sagte, ich hätte sie an einen Dialog aus *Alice im Wunderland* erinnert – nein, es war aus *Alice hinter den Spiegeln* –, und dann paraphrasierte sie diesen Dialog. Da ich im Unterschied zu Louise das Buch nicht auswendig kenne, zitiere ich aus dem Buchtext. Es geht um den Dialog zwischen Humpty Dumpty und Alice über ihr Alter:

»... Also, als erstes eine Frage an dich. Wie alt bist du, hast du gesagt?«
Alice rechnete schnell nach und sagte: »Siebeneinhalb Jahre.«
»Falsch!« rief Goggelmoggel[2] triumphierend. »Kein Wort hast du davon gesagt.«
»Ich dachte, Sie meinten, wie *alt* ich bin«, erklärte ihm Alice.
»Wenn ich das gemeint hätte, hätte ich es auch gesagt«, versetzte Goggelmoggel. Alice wollte nicht schon wieder Streit anfangen und schwieg also lieber still.
»Siebeneinhalb Jahre!« wiederholte Goggelmoggel nachdenklich. »Ein ungeschicktes Alter. Also, wenn du *mich* gefragt hättest, so hätte ich dir geraten: ›Hör auf mit sieben.‹ Jetzt ist es natürlich zu spät.«
»Beim Wachsen lasse ich mir von niemandem raten«, sagte Alice ungehalten. »Aus Stolz?« erkundigte sich ihr Gegenüber. Diese Verdächtigung brachte Alice in Harnisch. »Ich meine«, sagte sie, »es bleibt einem doch gar nichts anderes übrig, als zu wachsen.«
»*Einem* [Hervorhebungen durch die Autorin] vielleicht nicht«, sagte Goggelmoggel, »aber *zweien* schon. Mit dem rechten Beistand hättest du mit sieben ohne weiteres aufhören können.«
(Carroll [1872] 1963, S. 85)

Daß ihr der Dialog zwischen Alice und Humpty Dumpty eingefallen war, war für mein Gefühl ein Wendepunkt in meiner Arbeit mit Louise. Ich hatte den Eindruck, daß sie mir sagte, die gegen die Behandlung gerichteten Stimmen kämen aus einer etwas fragwürdigen Quelle – dem Ursprung des »rechten Beistands«, der zu einem Stillstand von Wachstum und Entwicklung führen kann.

In diesem Behandlungsabschnitt wirkte Louise eher bereit, mit mir zusammenzuarbeiten, um das *innere* Hindernis zu identifizieren, den (in Wirklichkeit) falschen Beistand, der ihre Entwicklung beeinträchtigt hatte. Sie konnte allmählich sehen, daß vielleicht nicht alle ihre Schwierigkeiten einer ausweichenden und unberechenbaren Mutter anzulasten waren. (Sicherlich hielt sie mich zu dieser Zeit nicht für so unzuverlässig.) Und es war vielleicht auch nicht die Schuld der Eltern, wenn man ihnen

2 Humpty Dumpty aus *Through the Looking Glass* (Lewis Carroll, übers. von C. Enzensberger).

nicht den Status von Teddybären geben konnte, um sie unter Kontrolle zu halten, damit sie sich nicht die Freiheit nahmen, zu kommen und zu gehen, wie sie wollten, und auch noch andere Kinder zu haben. Louise war sich sehr wohl darüber im klaren, daß sie keineswegs meine einzige Patientin war. In der Phase der Behandlung, in der ihr Wunsch, mich zu kontrollieren, besonders stark gewesen war, hatte sie mir deswegen sehr gegrollt. Aber nachdem ihr Groll nachgelassen hatte, war mittlerweile ihr Interesse daran, herauszufinden, wofür Humpty Dumpty in ihr selbst stand, sehr gewachsen.

Einige ihrer Einfälle waren in diesem Zusammenhang sehr bedeutsam. Louise erinnerte sich daran, wie Humpty Dumpty auf seiner schmalen hohen Mauer saß und zu Alice sagte, es könne keine Rede davon sein, daß er herunterfalle; aber sie sagte, das passe nicht zu dem Kindergedicht, in dem er eben doch *runterfiel* und »all the king's horses and all the king's men couldn't put Humpty together again« (»da hat der König all seine Reiter gesandt, / doch Goggelmoggel schafft keiner mehr zurück auf die Wand«). Louise schien jetzt etwas von der Omnipotenz ihrer Abwehr aufgeben zu können. Sie fügte noch hinzu, Humpty Dumpty sei sogar noch verwirrender als die Cheshire Cat, weil er sagte, Wörter hätten einzig und allein die Bedeutung, die *er* ihnen verleihe. Ich fragte Louise, ob sich etwas Ähnliches manchmal abspiele, wenn sie mir zwar zuhörte, dann aber anscheinend die Bedeutung meiner Worte verdrehte. Sie antwortete ziemlich vorwurfsvoll: »Vielleicht haben Sie recht. Daran hatte ich noch nicht gedacht.«

Ich sagte, manchmal hätte ich das Gefühl, es mache sie grantig, wenn ich etwas Falsches sagte, aber sogar noch grantiger, wenn ich etwas Richtiges sagte. Sie könne nur schwer zulassen, daß ich etwas sagte, woran sie noch nicht selbst gedacht habe. Vielleicht wäre sie deshalb in der Vergangenheit soviel besser mit Büchern als mit Menschen zurechtgekommen. Sie hätte sich so sehr in ihre Bücher vertieft, daß sie sich vielleicht nicht mehr daran erinnerte, daß ein anderer sie geschrieben hatte; wenn wir miteinander sprächen, wäre es aber schwieriger, an der Vorstellung festzuhalten, meine Gedanken seien *ihre* Gedanken. Sie reagierte mit einem Lächeln, das, wie ich mittlerweile wußte, Zustimmung signalisierte, in das sich aber auch etwas mischte wie »Das tut weh!«. Inzwischen kam das nur noch selten vor. Zu Beginn der Behandlung hatte ich oft den Eindruck, daß Louise auf eine Deutung von mir reagierte, als hätte ich sie absichtlich verletzen oder meine Überlegenheit demonstrieren wollen. Wie sie meine Worte auffaßte, war durch ihre Erwartung gefiltert, auf Spott und Grausamkeit zu stoßen, Eigenschaften, die in ihrer inneren Realität eine große Rolle spielten.

Mittlerweile konnte sie psychische Schmerzen zulassen, ohne sich von ihnen zu sehr verfolgt zu fühlen. Es schien ihr klar geworden zu sein, daß wir in dem Moment, wenn sie sich Humpty Dumptys Beistand als therapeutische Hilfe heranziehen wollte, etwas in ihr, das sie vielleicht nicht mochte, zusammen ansehen mußten. Sie sah selbst, wie wichtig es war zu verstehen, was ihre Beziehung zu mir verdarb oder behinderte, um zu verstehen, wie oft sie vielleicht schon in ihrem Leben andere Beziehungen verdorben oder behindert hatte.

Der Frosch in der Milch

Besonders wichtig war es, Louise dabei zu helfen, den (mittlerweile) sechzehnjährigen Teil in ihr, der mit mir zusammenarbeiten konnte, von dem kindlicheren Teil in ihr zu unterscheiden. Ich wußte, daß sie von früher Kindheit an ein »schlechter Esser« gewesen war (siehe auch 7. Kapitel), und ich habe bereits erwähnt, daß sie ein sehr dünnes Mädchen war. Wir konnten jetzt den »schlechten Esser« in der Beziehung zu mir sehen, eine kleine Louise, die es manchmal vorzog, lieber nichts zu essen (sich also keine Nahrung für ihre Gedanken geben zu lassen), als zu sagen: »Das ist gut«.

Einmal hatte ich während einer Sitzung (sicher nicht zum ersten Mal) über diesen »schlechten Esser« in ihr gesprochen, worauf Louise mit einem hilfreichen Einfall antwortete. Sie erzählte mir, sie hätten in der Schule eine lustige Geschichte gelesen, und ich bin mir sicher, sie wußte, daß sie von sich selbst sprach, als sie die Hauptperson aus dieser Geschichte beschrieb. Es ging um einen kleinen Junge namens Nicholas, der »in Ungnade« gefallen war, weil er seine Dickmilch mit Brot nicht essen wollte. Er sagte, er könne die Milch nicht essen, weil ein Frosch drin sei, womit er die ganze Familie gegen sich aufgebracht hatte, weil alle überzeugt waren, daß in seiner Milch kein Frosch sein könnte. Aber es stellte sich heraus, daß sie alle im Unrecht waren, weil tatsächlich ein Frosch drin war – keineswegs zufällig, denn Nicholas selbst hatte ihn in die Schüssel gesetzt. Louise lachte, als sie mir die Geschichte erzählte, und meines Erachtens hatten wir damals den Punkt erreicht, wo sie selbst herausarbeiten konnte, wie oft sie in die »Milch mit Brot«, die ich ihr anbot, einen Frosch hineingeschmuggelt hatte. Gelegentlich konnte sie das auch ohne meine Hilfe merken.

Beispielsweise konnte sie mir jetzt sagen, daß sie zu Beginn der Behandlung – wenn sie über etwas gelacht hatte, und ich nicht gewußt hatte, worüber – oft innerlich geschmunzelt hatte, weil ich etwas mit einem merkwürdigen Akzent aussprach, was sicherlich ziemlich oft vorkam. Sie hätte dann nicht darauf geachtet, was ich gesagt hätte, weil sie viel zu sehr damit beschäftigt gewesen sei, sich innerlich über mich lustig zu machen.

Obwohl Louise inzwischen nicht mehr so geheimnisvoll lächelte, hatte ich nicht den Eindruck, wir brauchten uns keine Sorgen mehr darüber zu machen, daß sie in eine Situation geraten könnte, in der sie ihre guten Erfahrungen wieder verderben mußte. Ich war ziemlich zuversichtlich, daß sich etwas in ihr entfaltete, eine Funktion, die sich auf die Seite der Entwicklung schlug und ein Gegenstück zu Humpty Dumpty bildete. An zwei Beispielen habe ich gezeigt, wie hart sie daran arbeitete. Aber meine Arbeit mit ihr war noch nicht beendet. Es war immer noch sehr schwierig für sie, mit dem Frosch, der alles verdarb, genauere Bekanntschaft zu machen; deshalb möchte ich mit einem Beispiel schließen, in dem ihr Wunsch – ein sehr verständlicher Wunsch – deutlich wird, es mir zu überlassen, mit dem Frosch Bekanntschaft zu schließen. Es war in einer Sitzung unmittelbar vor einer Ferienpause. Obwohl Louise inzwischen viel weniger kontrollierend sein mußte, war sie mit Sicherheit immer noch nicht gut auf Ferien zu sprechen. Es war ihr offensichtlich nicht recht, daß ich sie zwei Wochen lang zurücklassen wollte, insbesondere nicht mit einem inneren »Frosch«, der alles verdirbt. Sie warf mir einen vorwurfsvollen Blick zu und sagte, ich schiene mir ja viel aus Fröschen zu machen, wenn ich so viel von ihnen redete. Es erinnere sie an die Prinzessin im Märchen, die den Frosch küßt und hofft, er verwandle sich in einen Prinzen.

Man wird sich wahrscheinlich daran erinnern, daß sich der Frosch (eigentlich eine Kröte) in diesem Märchen *tatsächlich* in einen Prinzen verwandelt – vielleicht kein schlechtes Bild, wenn man eine Definition von Psychotherapie finden möchte. Louise sagte, sie hätte auf dem Weg in die Stunde über dieses Märchen nachgedacht und wäre zu dem Schluß gekommen, daß es ein sehr merkwürdiges Ende hätte. Sie könnte sich nicht vorstellen, warum der Prinz nach seiner Verwandlung überhaupt etwas mit der Prinzessin zu tun haben wollte. Dann lächelte sie – ihr Grinsen, in das sich auch etwas pubertärer Trotz mischte, kam mir dabei nicht unbekannt vor – und sagte: »Wer würde sich schon mit jemand abgeben wollen, der rumläuft und Frösche küßt?«

Kapitel 2 Denken und Lernen bei deprivierten Kindern

Viele Kinder, die über längere Zeit – insbesondere in ihrer frühen Kindheit – in Pflegeeinrichtungen gelebt haben, scheinen unter Lernschwierigkeiten zu leiden. Das Problem tritt häufig auf, so daß zu vermuten ist, daß eine frühe Deprivation es diesen Kindern sehr schwer macht, hinreichend das Rüstzeug zu verinnerlichen, das sie nicht nur brauchen, um Wissen erwerben und behalten zu können, sondern vor allem auch, um denken zu können. In diesem Kapitel möchte ich einige der Schwierigkeiten umreißen, denen man bei solchermaßen benachteiligten Kindern begegnet, wenn man diese Verinnerlichung zu ermöglichen versucht. Hier liegt, wie ich hinzufügen möchte, einer der Gründe, warum eine psychotherapeutische Behandlung in diesen Fällen ein so langwieriger Prozeß ist.

Die Entwicklung des Denkens ist dabei nicht als die Entfaltung einer autonomen Funktion zu betrachten, da sie in einem engen Zusammenhang mit der emotionalen Entwicklung des Kindes steht. Besonders bei Kindern, die keine beständige Betreuung erlebt haben und denen jemand fehlte, bei dem sie Halt für ihre emotionalen Bedürfnisse und Ängste gefunden hätten, ist das Denkvermögen oft beeinträchtigt. Bei Shuttleworth (1983, S. 76) findet sich die Beschreibung eines Jungen namens Ian, der von sich selbst sagte: »Ich bin schlecht, ich tauge nichts, ich kann nicht denken«. Sie schreibt weiter, daß Ian »mit völlig unzureichenden seelischen Ressourcen … mit furchtbaren Belastungen fertigwerden mußte, die jedes unter noch so günstigen Bedingungen aufgewachsene Kind überfordert hätten«. Diese Feststellung zeigt gleich zweierlei Probleme auf: Deprivierte Kinder sind oft einem Ausmaß an Belastungen ausgesetzt, angesichts dessen auch noch so gute innere Voraussetzungen nicht ausreichen würden. In vielen Fällen geht es dabei nicht um eine unzureichende, sondern um eine fehlerhafte Austattung. Ich möchte mich hier zunächst mit den Gründen beschäftigen, warum diese Kinder oft so mangelhaft ausgerüstet zu sein scheinen, und dann mit der Frage, welche Belastungen es sind, die für ein Kind nicht zu bewältigen sind. Dabei möchte ich außerdem eine Unterscheidung zwischen zweidimensionalen und »hohlen« psychischen Zuständen herausarbeiten.

Ausstattungsmängel

Wilfred Bion hat uns wichtige Einsichten eröffnet in »die Welt, die es zu entdecken gilt, wenn wir versuchen, unser Verstehen zu verstehen«, und er hat Überlegungen formuliert, wie das Denken von Gedanken zustande kommt (Bion 1962, Kap. VII und X). Nach seiner Auffassung ist in der normalen kindlichen Entwicklung die Erfahrung mit einem »Container«, einer Person (meistens der Mutter oder ihrer Stellvertreterin, ihrem Stellvertreter), die in sich die chaotischen Gefühle und Empfindungen, insbesondere solche schmerzlicher Art, aufnehmen kann, ein wichtiger »Trittstein« auf dem Weg dorthin. Durch einen Prozeß, der zunächst im »Container« selbst abläuft, müssen diese Gefühle für den Säugling ausgehalten und irgendwie erträglich gemacht werden. Beispielsweise kann es die Mutter mit einem verzweifelten Säugling zu tun haben, der vielleicht sogar, obwohl er hungrig ist, die Nahrung verweigert. Er fühlt sich vielleicht von einem großen und für ihn unverständlichen Unglück überwältigt. Wenn die Mutter die Gründe für sein Unglück verstehen, dessen Bedeutung erkennen und auf die Bedürfnisse des Kindes eingehen kann, übernimmt sie für das Kind, wie Bion es nannte, die »Alpha-Funktion« (Bion [1962] 1990, S. 49). Damit meint er, daß die Mutter ihre Empathie oder ihr »träumerisches Einfühlungsvermögen« (ihre »rêverie«, ein Vorgang, bei dem Fühlen und Denken sehr eng verwoben sind) einsetzt, um in sich etwas zu verarbeiten, was das Kind selbst noch nicht verdauen und verarbeiten kann. Durch diesen Vorgang, der sich in der Kindheit wieder und wieder abspielt, kann das chaotische Cluster schmerzlicher Gefühle und Empfindungen, die für das Kind überwältigend zu werden drohen, allmählich bewältigt und erträglich gemacht werden. Bei diesem Vorgang werden nach Bion unverarbeitete »Beta-Elemente«, die oft nur »protomental körperlich« erlebt werden, in bedeutungsvolle »Alpha-Elemente« transformiert, über die das Kind sich dann Gedanken machen kann. Dabei kommt es, wie Bion sagt, darauf an, daß die Mutter ihr eigenes psychisches Rüstzeug benutzt, um einer zunächst sinnlosen Erfahrung eine Bedeutung zu verleihen. Ganz allmählich nimmt das Kind diese wiederholt gemachte Erfahrung in sich auf, im Inneren eines anderen Menschen einen Raum einzunehmen und verstanden zu werden. Dadurch entwickelt es nicht nur die Fähigkeit, zu denken, sondern auch einen Raum *in seinem eigenen Inneren.*

Man kann keineswegs davon ausgehen, daß dieser innere Raum von Geburt an zur Verfügung steht, um etwas der körperlichen Ernährung Äquivalentes aufzunehmen. Obwohl ich häufig, wenn ich die psychische Entwicklung eines Kindes beschreibe, Vergleiche mit dem Verdauungssystem anstelle, möchte ich doch unterstreichen, daß ein körperlich gesundes Kind zwar von Geburt an über einen Magen und die notwendigen Voraussetzungen verfügt, um die Nahrung zu verdauen, es aber kein entsprechendes psychisches Rüstzeug zu geben scheint. Dieses psychische Rüstzeug wird ebenso wie die Fähigkeit, etwas inhaltlich zu verarbeiten, erst allmählich entwickelt. Ein Kind wird nicht damit geboren, und ungünstige Bedingungen können diese Entwicklung leicht beeinträchtigen. Besonders wenn ihnen das frühe »Containment« nach Bion gefehlt hat, haben wir es oft mit Patienten zu tun, die dieses Rüstzeug anscheinend nicht entwickeln konnten. So war es bei einem dreizehnjährigen Mädchen, das vier Jahre lang bei mir eine hochfrequente Behandlung machte. Mandy hatte die ersten sechs Jahre ihres Lebens im Kinderheim verbracht und diese Zeit vollständig »vergessen«.

Anfangs hatte ich in dieser Behandlung oft den Eindruck, daß meine Worte irgendwie von Mandy abglitten; ich hatte das irritierende Gefühl, daß ihr etwas wie ein Gefäß (receptacle) fehlte, in dem sie ihre Gedanken und Gefühle hätte aufbewahren können. Sie hatte große Lernschwierigkeiten und konnte zu Beginn der Behandlung immer noch nicht richtig lesen. Ganz allmählich entwickelte Mandy einen rudimentären inneren Raum, so daß sie, zumindest vorübergehend, während einiger Sitzungen schmerzliche Gedanken und Gefühle aushalten konnte. Etwas, »über das man nachdenken konnte«, schien bei ihr in körperliche Vorgänge umgewandelt zu werden. Dieser Abwehrvorgang, durch den ihr jede einmal gewonnene Einsicht wieder abhanden kam, konnte in Form von Erbrechen oder Durchfall auftreten. Manchmal zeigte sich eine Version dieses Phänomens in der Art, wie sie weinte. Ich hatte dann das starke Gefühl, daß ihre Augen weinten, um Gefühle wegzuwaschen, aber sie selbst schien es nicht zu merken. Es kam oft vor, daß ihre Tränen flossen, sie sich gelegentlich dabei die Nase putzte und mir gleichzeitig sagte, sie fühle nichts Schmerzliches. Erst im zweiten Behandlungsjahr erinnerte sie sich daran, daß sie bis sie zu ihrem zehnten Lebensjahr eingenäßt hatte. Manchmal litt Mandy auch unter starken vaginalen Blutungen, die ihr Angst machten und über die sie sagte: »Ich glaube, der Lebenssaft läuft aus mir raus«. Lediglich für diese Blutungen ließ sich bei einer körperlichen Untersuchung eine organische Ursache finden.

Anders als Erbrechen und Durchfall macht eine Blutung die Erschöpfung sehr anschaulich, die bei deprivierten Kindern häufig vorkommt und ein Prozeß ist, der ihren Denk- und Lernschwierigkeiten zugrunde liegt. Wenn sich ein Kind ständig dieses Ausscheidungsmodells bedient, um schmerzliche Gedanken und Gefühle loszuwerden, kann der »Lebenssaft«, also die Fähigkeit, zu denken und zu lernen, verlorengehen, als handle es sich um ein Abfallprodukt. Deprivierte Kinder haben es schwer, in sich die selektive Fähigkeit, zu denken, zu lernen und Vorstellungen zu bewahren, aufrechtzuerhalten, so lange sie sich eines Ausscheidungsvorgangs bedienen, um unerträgliche Gefühle oder Gedanken loszuwerden. Wäre dem nicht so, würden Lernschwierigkeiten bei ihnen nicht so häufig auftreten.

Wenn Mandy »sich leer und flach machte«, zog sie sich für mein Gefühl aus einer nur kurz bestehenden Dreidimensionalität, der Verfügung über einen inneren Raum, wieder in eine Art Zweidimensionalität zurück (Meltzer et al., 1975), um seelische Schmerzen abzuwehren. Dies kommt meines Erachtens häufig vor, besonders wenn die Dreimensionalität oder Tiefendimension noch nicht lange zur Verfügung steht und noch ziemlich unsicher ist. Zu Beginn der Behandlung und auch, wenn Mandy auf die zweidimensionale »Flachheit« zurückgriff, konnte sie die Verbindung zu mir nur durch »adhäsive Identifizierung« (Meltzer et al., 1975) aufrechterhalten, also dadurch, daß sie sich auf eine prekäre Weise an mich »klebte«.

Dieser Zusammenhang zeigte sich sehr anschaulich, als sie mir kurz vor einer Ferienunterbrechung erzählte, daß sie in der Schule in einen »Ausnahmezustand« geraten sei, als sie die Folie von ihrem Sandwich abwickelte und mitansehen mußte, wie es zu einem Nichts zusammenschrumpfte. Das furchtbare Gefühl, zu »einem Nichts zu schrumpfen« und jede Substanz zu verlieren, wenn sie sich von der Quelle ihres Rückhalts abgeschnitten fühle, hatte ich zuvor in einer meiner Deutungen kurz erwähnt, ohne bei Mandy eine Resonanz hervorzurufen. In dieser Sitzung konnte ich ihr jedoch helfen, aus ihrer Panik wieder hervorzukommen, da sie, als sie zu ihrer Stunde gekommen war, immer noch in einem »Ausnahmezustand« war und mich fast angefleht hatte, ihr dabei zu helfen, die emotionale Bedeutung der für sie in höchstem Maße unverständlichen Gefühle zu erfassen. Das kam damals selten vor, weil es für sie damit verbunden war, die erschütternde symbolische Bedeutung eines anscheinend trivialen Ereignisses begreifen zu wollen.

Mir scheint es sinnvoll, zwischen einer psychischen Verfassung, die zweidimensional ist wie ein Blatt Papier, und einer anderen, die ich »hohl« nennen möchte, zu unterscheiden. Nach meiner klinischen Erfahrung ist es bei »hohlen« Patienten eher wahrscheinlich, daß sie früher einmal über einen inneren Raum verfügten, der etwas »containen« konnte, den sie dann aber verloren oder aufgegeben haben, um seelische Schmerzen abzuwehren. Seltener kommt es vor, daß sie, wie Mandy, nie einen inneren Raum entwickelt hatten, auf den sie sich verlassen konnten. Ein kleines achtjähriges Mädchen, Sharon, das lange im Heim gelebt hatte und ebenfalls Lernschwierigkeiten hatte, brachte mir ein anschauliches Bild für diesen »hohlen« Zustand. Sie formte aus Knetmasse ein Baby, dessen Körper vom Mund bis zum »Pipi-Loch« innen hohl war. Wenn dieses Baby mit Wasser »gefüttert« wurde, lief das Wasser einfach durch und am anderen Ende wieder raus. Manchmal verfügte Sharon wie Mandy über eine gute Fähigkeit zu denken, konnte sie aber nicht dauerhaft aufrechterhalten. Der Zustand des »Hohlseins« liegt meines Erachtens zwischen Zwei- und Dreidimensionalität und ist ein innerer Zustand, in dem es bis dahin nur einen fragilen inneren Container gibt, dessen »Boden« leicht zusammenbricht. Über den Verzicht auf eine potentielle Alpha-Funktion sagt Bion: »Intoleranz von Versagung könnte so ausgeprägt sein, daß die Alpha-Funktion durch unmittelbare Ausscheidung der Beta-Elemente im Keim erstickt würde« ([1962] 1990, S. 82f.). Meines Erachtens führt dieser Vorgang entweder zu einem Zustand der Hohlheit oder zu einem sekundären, oft nur vorübergehenden Rückfall in die Zweidimensionalität. Mir ist diese Abwehrstrategie oft bei Patienten begegnet, die sich innerlich verfolgt fühlten: Der Zusammenbruch des inneren Raumes (als würden zwei Seiten eines Ballons aneinanderkleben, wenn die Luft entweicht) hat die Funktion, unerwünschte »Bewohner« für eine gewisse Zeit vor die Tür setzen zu können.

Unerträgliche Belastungen

Nachdem ich mich damit beschäftigt habe, wie unzulänglich die Voraussetzungen für das Denken bei einem Kind sein können, möchte ich mich wieder der Frage zuwenden, welche Rolle das Ausmaß seiner seelischen Schmerzen spielt. Welche überwältigenden seelischen Schmerzen und Katastrophenängste durch häufigen Wechsel der Betreuungspersonen entstehen, zeigte sich besonders deutlich bei Simon, der zu Beginn seiner Behandlung bei einer meiner Kolleginnen acht Jahre alt war. Er hatte zu diesem Zeitpunkt bereits eine alptraumhafte Odyssee durch verschiedene Pflegeeinrichtungen hinter sich und war immer wieder »drin und draußen« gewesen. Kurz nach Behandlungsbeginn fragte Simon seine Therapeutin – fast als nehme er ein abruptes Ende vorweg –, ob er für immer kommen könnte. »Wie lang ist immer? Warum fallen wir nicht von der Erde runter? Wenn wir von der Erde runterfallen und immer weiter fallen, würden wir dann für immer fallen?« fragte er. Er sagte, vielleicht würde seine Therapeutin umziehen und einen anderen Job annehmen, genau wie Herr X., der das Kinderheim gerade verlassen hatte, und er fügte traurig hinzu: »Sobald man sich an etwas gewöhnt hat, wird es wieder anders«. Simon brachte sehr anschaulich zum Ausdruck, wie grausam er diese Verluste erlebt hatte. Besonders Ferienunterbrechungen während der Therapie waren für ihn immer ein grausames Ereignis. In einer Sitzung kurz vor einer Weihnachtspause kritzelte er auf ein Blatt Papier: »Eine Pflanze wächst im Boden«, dahinter schrieb er »RSPCA[1], woraus er rasch »RSPCB« machte (was »cruelty to babies« – Grausamkeit gegenüber Kindern – bedeuten sollte).

Zu einer Zeit, als ihm wieder einmal ein Wechsel des Kinderheims drohte, sang er in einer Sitzung: »Wir machen Pläne für Simon – Simon

---

1 Royal Society for the Prevention of Cruelty to Animals – Tierschutzverein

soll glücklich sein, glücklich, wenn er stirbt«. Die Botschaft sollte wohl lauten: »Du riskierst dein Leben, wenn du auf dem Boden einer Beziehung Wurzeln schlägst. Du weißt, daß du deine Wurzeln plötzlich wieder verlieren kannst, und dann gibt es keinen RSPCB[2], der dich schützt«. Bei der Bitterkeit in Simons Lied überläuft es einen kalt, aber eine andere seiner Mitteilungen läßt sich dadurch besser verstehen. Er spürte, wie seine Therapeutin zu einer zentralen Person in seinem Leben wurde; dadurch fühlte er sich von ihr geradezu attackiert, weil es ihn für in der Zukunft liegende unvermeidliche Schmerzen verletzbar machte. Als seine Therapeutin einmal versuchte, mit ihm Kontakt aufzunehmen, übertönte er ihre Stimme durch ein Lied: »Es ist grausam, freundlich zu sein«. Wir haben gesehen, daß Simon sich die Fähigkeit zu denken erhalten hatte und hin und wieder auch davon Gebrauch machte, aber er konnte auch in einen Zustand von Empfindungslosigkeit abgleiten, wenn seine seelischen Schmerzen für ihn unerträglich wurden. Eines seiner Symptome war Einkoten; es verstärkte sich sehr, wenn er glaubte, Gedanken und Gefühle loswerden zu müssen. Es erübrigt sich fast, noch hinzuzufügen, daß zu seinen Symptomen auch Lernschwierigkeiten gehörten.

Wir werden im 3. Kapitel sehen, wie geschickt mein Patient Martin es verstand, zur Abwehr von seelischem Schmerz Verbindungen aufzubrechen und Gedanken abzuwürgen, sowohl in sich selbst wie zwischen uns. Wenn es Martin darum ging, Gedanken loszuwerden, ging er viel gewaltsamer vor als Mandy, die dann in ihren Zustand der Teilnahmslosigkeit und der Zweidimensionalität abglitt. Aber ob Gedanken nun »exekutiert« oder ausgeräumt werden, das psychische Funktionieren wird dabei gleichermaßen massiv beeinträchtigt. Eine bedeutsame Folgerung, die sich in beiden Situationen zeigt, ist, daß Gefühle der Sehnsucht – ein hochgeschätztes, aber abwesendes Objekt zu vermissen – umgangen werden, wenn die Erinnerung an die Existenz dieses Objekts ausgelöscht wird. Wir haben gesehen, wie Mandy imstande war, sechs Jahre ihres Lebens durch »Vergessen« auszulöschen; in ähnlicher Weise bat mich Martin darum, ihm dabei zu helfen, mich zu vergessen, insbesondere, wenn eine Ferienpause bevorstand. Wenn ich eine bevorstehende Unterbrechung er-

2 Sozusagen einen Kinderschutzbund (Anm. der Ü.).

wähnte, fühlte er sich – wie auch durch meine bloße Anwesenheit im Zimmer –, ohne daß er es wollte, daran erinnert, daß ich nicht tot, begraben, ausgelöscht oder »exekutiert« war. Martin war sich manchmal der mörderischen Wut sehr bewußt, die mein Verschwinden, sei es nun zwischen den Stunden oder während einer Ferienpause, in ihm auslöste. Einmal sagte er zu mir: »Wenn ich nicht die Kontrolle über die Situation habe, bleibt Ihnen nur die Möglichkeit, Ihre Todesart auszuwählen; Sie können wählen zwischen Erhängen, dem elektrischen Stuhl, Ertrinken oder Enthauptung«. (Vielleicht war Enthauptung in dem Zusammenhang, um den es mir hier geht, die bedeutsamste Option.)

Dieses »aus den Augen, aus dem Sinn«, oder vielleicht auch »in Gedanken umgebracht zu werden«, kann ein bedeutsamer Faktor sein, wenn es um die Beeinträchtigung der Entwicklung von Denkfähigkeit geht. Diese entsteht nach Bion (1962) ursprünglich durch den Versuch, ein Objekt innerlich während seiner Abwesenheit am Leben zu erhalten. Bion unterstreicht sogar besonders, wie wichtig es ist, die Abwesenheit des Objekts als Anreiz zur Entwicklung von Gedanken zu erleben, also über eine Mutter nachzudenken, die *nicht* anwesend ist. Dieser Vorgang verläuft dann erfolgreich, wenn die Frustrationstoleranz des Kindes dem inneren Rüstzeug entspricht, das es auf seiner jeweiligen Entwicklungsstufe erworben hat. Für Kinder, die häufig und immer wieder einen Objektverlust verkraften müssen, kann es unerträglich sein, die vielen »abwesenden Objekte« ihres Lebens am Leben zu erhalten. Diese Objekte werden dann angegriffen oder ausgelöscht.

Der Raum, den zuvor das gute anwesende Objekt eingenommen hatte, bleibt nicht unbesetzt (Bion 1962). Die Bewohner des leeren Raums werden dann als Angreifer und Verfolger erlebt, weil sie zuvor in der Phantasie heftig angegriffen wurden. Sie werden oft als innere Monster wahrgenommen, was uns helfen kann, die überwältigenden Ängste vieler deprivierter Kinder zu verstehen. Ihre innere Welt ist wie ein Friedhof, auf dem schreckliche Gespenster umgehen. Sind diese Kinder allein, sind sie nicht wirklich allein, sondern befinden sich in der Gesellschaft ihrer inneren Verfolger. Darüber hinaus scheint mir, daß es zu einer Rückkehr von der Dreidimensionalität zur Zweidimensionalität, von der ich weiter oben gesprochen habe, kommen kann, wenn aus Abwehrgründen ein innerer Raum beseitigt werden muß, der nicht nur schmerzliche Gedanken und Gefühle enthält, sondern auch alptraumhafte Gestalten, die man loswerden möchte.

Diese verständliche Abwehr hilft uns, eine Hypothese zu formulieren, warum bei deprivierten Kindern sowohl die Phantasie- wie die Denktätigkeit so verarmt ist. Es könnte sein, daß diese Kinder einen selbstschädigenden Mechanismus anwenden, der sie einer »zweifachen Deprivation« (Henry [Williams], 1969 und 3. Kapitel) aussetzt. Außer ihrer äußeren, oft erheblichen Benachteiligung müssen sie mit einem Mangel an Phantasie und Vitalität und der Beeinträchtigung ihres Denk- und Lernvermögens fertigwerden. Ein innerer Raum ist ein Luxus, den sie sich oft lange Zeit nicht leisten können. Die Struktur der inneren Welt dieser Patienten in einer Behandlung wiederherzustellen und die Verinnerlichung eines gutartigen Objekts zu ermöglichen, das ihnen inneren Halt geben kann, wenn sie mit Panik und Ängsten fertigwerden müssen, und das ihre Fähigkeit stärkt, seelische Schmerzen auszuhalten, ist ein anstrengendes Unterfangen.

Kapitel 3 | Zweifache Deprivation

Das Thema dieses Kapitels ist die »zweifache Deprivation«, wie ich sie genannt habe. Zur Veranschaulichung möchte ich Material aus meiner Arbeit mit Martin heranziehen, einem Patienten, den ich niederfrequent behandelt habe. Bei ihm hatten äußere Umstände, die völlig außerhalb seiner Kontrolle lagen, zu einer ersten Deprivation geführt. Es gab aber auch noch eine zweite Deprivation, die aus inneren Quellen stammte: aus ihn beeinträchtigenden Abwehrmechanismen und aus der Beschaffenheit seiner inneren Objekte, die ihm so wenig Halt boten, daß er innerlich ebenso verwaist war wie äußerlich. Martin war vierzehn, als er wegen seines aggressiven Verhaltens an uns überwiesen wurde; außerdem war er durch Diebstähle und erhebliche Lernschwierigkeiten auffällig geworden. Seine Lesekompetenz entsprach der eines Sechsjährigen. Zwei Jahre vor Behandlungsbeginn hatte er einen Suizidversuch unternommen und war aus einem Fenster im zweiten Stock gesprungen.

Martins Krankengeschichte

Martin war als uneheliches Kind westindischer Eltern zur Welt gekommen und war mit zwei Monaten zur Pflege weggegeben worden. Als er sieben Jahre alt war, starb seine Mutter, zu der aber ohnehin kein Kontakt mehr bestanden hatte, nachdem sie ihn weggegeben hatte. Sein Vater war schon zu Beginn der Schwangerschaft seiner Mutter verschwunden. Es hatte bereits drei Wechsel der Pflegeeinrichtungen gegeben, bevor Martin als Zweijähriger von einem englischen Pflegeelternpaar aufgenommen wurde, die ein eigenes Kind hatten, einen Jungen, der vier Jahre älter war als Martin. Bei diesen Pflegeeltern blieb er zehn Jahre, bis dieses Arrangement beendet wurde, als er zwölf war. Anscheinend war es für die Pflegeeltern immer schwieriger geworden, mit Martins Stehlen und seiner Aufsässigkeit ihnen gegenüber fertigzuwerden; sie waren an einem Punkt angelangt, wo sie sich nicht mehr in der Lage sahen, »ihn zu akzeptieren und ihm zu trauen«. Es war nicht herauszufinden, wie sich der Suizidversuch Martins ein Jahr zuvor auf die Pflegeeltern ausgewirkt hatte und ob dieser vielleicht dazu beigetragen hatte, daß sie nicht mehr weiterwußten mit ihm. Allerdings gaben sie an, daß sich ihre Schwierigkeiten mit ihm erheblich verstärkt hätten, als er vom Tod seiner leiblichen Mutter erfahren hatte.

Aus der Pflegefamilie kam Martin wieder in ein Kinderheim; für Außenstehende deutete nichts darauf hin, daß ihn der Umzug bedrückt hätte. Allerdings sprach in seiner Fallgeschichte viel dafür, daß die Pflegeeltern das starke Gefühl hatten, in ihrer Beziehung zu ihm versagt zu haben. Seine Kälte und Distanziertheit erlebten sie als Bestätigung, daß sie ihm nie viel bedeutet hätten. Ein Anruf bei Martin war ihr erster Versuch, wieder mit ihm Kontakt aufzunehmen, nachdem er ins Kinderheim verlegt worden war; er mußte abgebrochen werden, weil die Pflegemutter am Telefon so weinte, daß sie nicht weitersprechen konnte. Beide Pflegeeltern besuchten Martin im Heim; ihr leiblicher Sohn lehnte es ab mitzukommen, weil »Martin seine Mutter zu sehr verletzt hätte«. Sie verließen Martin nach diesem Treffen mit dem Gefühl, »als sei nichts passiert. Er schien sich ganz zufrieden eingerichtet zu haben«. Sie meinten, es wäre ihnen lieber, ihn gar nicht mehr zu sehen, so daß sie den Kontakt mit ihm vollständig abbrachen. Ich habe den Abbruch der Beziehung zu den Pflegeeltern etwas ausführlicher dargestellt, weil er für das zu Beginn dieses Kapitels erwähnte Hauptthema meiner Arbeit – die »zweifache Deprivation« – bedeutsam ist.

Die Identifizierung mit einem idealisierten inneren Objekt

Als die Behandlung begann, war Martin seit gut einem Jahr wieder im Kinderheim und besuchte die Mittelstufe einer großen Schule. Besonders beunruhigt und beunruhigend klangen die Berichte aus seiner Schule, weil Martin dort anderen Kindern gegenüber gefährlich aggressiv geworden war. Trotz sorgfältiger täglicher Kontrollen hatte er ein Talent entwickelt, Messer in die Schule zu schmuggeln, sie plötzlich aufklappen zu lassen und andere Kinder damit in Angst und Schrecken zu versetzen. Er war von der Schule verwiesen worden, nachdem er einmal einem Kind ein

Messer an die Kehle gedrückt hatte und das Kind vor Angst fast ohnmächtig geworden war. Martin schien auf Strafen oder Vorwürfe überhaupt nicht zu reagieren. Er rief in anderen Menschen heftige Gefühle hervor, wirkte aber selbst meistens völlig teilnahmslos. Einige Monate später erzählte er mir, daß »ein Lehrer an seiner alten Schule zu ihm gesagt hätte, er sei der einzige Mensch, der ihm jemals begegnet wäre, der *keine* Gefühle hätte«.

Auch mir fiel, als ich Martin zum ersten Mal sah, seine beunruhigende Teilnahmslosigkeit auf. Sein Suizidversuch vor zwei Jahren war fehlgeschlagen, aber er wirkte, als würde er nur so tun, als sei er am Leben, so tun, als käme er zu einer Behandlung, ganz regelmäßig und pünktlich (er kam sogar unweigerlich zu früh), ohne im geringsten innerlich mit einer eigenen Motivation dazu in Berührung zu sein. Dagegen waren die Menschen um ihn herum seinetwegen höchst motiviert und schlugen sich mit all den Gefühlen herum, die Martin selbst damals nicht wahrnahm. Seine Teilnahmslosigkeit ergab sich, zumindest teilweise, aus seinem enormen Geschick, Gefühle oder Teile von sich abzuspalten, sie in vielfältiger Weise um sich herum zu verbreiten und in anderen Menschen unterzubringen, wenn er zum Beispiel die Kinder in seiner Schule terrorisierte.

Sein Aussehen war das einzige auf der Welt, wofür sich Martin wirklich zu interessieren schien. Schon bevor er mit der Behandlung begann, hatte ich gehört, daß er oft über eine Stunde brauche, um sich zum Ausgehen fertigzumachen; wie sorgsam er auf die kleinsten Kleinigkeiten achtete, war auf den ersten Blick zu sehen, selbst wenn er nur die Schuluniform trug. Wenn ich ihn während der Schulferien sah, hatte ich mehr Gelegenheit, etwas von seinem persönlichen Geschmack mitzubekommen. Martin legte größten Wert auf die Wahl seiner Farben; es war ihm sehr wichtig, wie rosa und hellgrün oder verschiedene Schattierungen von rot und orange zusammenpaßten oder kontrastierten; er trug oft Armbänder oder Ketten mit einem Anhänger, eine Zeitlang trug er auch einen Ohrring. Er hatte an jeder Hand viele Ringe; einige sahen eher harmlos aus, manchmal war er aber auch komplett mit Schlagringen ausgerüstet, wenn er zu seinen Stunden kam. Besonders wenn er blasse und eher weibliche Farben trug, war das ein eindrucksvoll kontrastreiches Bild. Martin hatte ein sehr hübsches Gesicht, das aber anfangs sehr maskenhaft wirkte und sich im Ausdruck wenig veränderte. Er hatte kurze

Haare, die er in der Mitte sorgfältig gescheitelt trug und an den Seiten etwas hochtoupiert hatte. Da ich ihn oft während der Stunden einen Kamm benutzen sah, wußte ich, daß dieses Hochtoupieren eine kunstvolle Prozedur verlangte, die durch sein krauses Haar sehr erschwert war.

Ich habe weiter oben erwähnt, wie irritierend Martins Unerreichbarkeit zu Beginn der Behandlung auf mich wirkte. Es rief bei mir *immer* ein Gefühl hervor, als sei er nicht ganz da, so daß es sehr schwer war, Kontakt mit ihm aufzunehmen. Aber allmählich wurde mir klar, daß dieser Mangel an Kontakt oft mit einer bestimmten Stimmung einherging. Es wirkte, als höre er mir nicht zu oder behandle das, was ich sagte, als handle es sich um ein Geräusch irgendwo in der Ferne, er schien aber dabei gleichzeitig völlig auf ein Detail seiner Erscheinung konzentriert zu sein; manchmal konnte es sich um etwas sehr Nebensächliches handeln, wenn er beispielsweise winzige Staubkörner oder Fusseln von seiner Jacke entfernte; manchmal hatten seine Bewegungen auch etwas Feminines und wirkten fast wie eine Karikatur. Zum Beispiel konnte er, wenn er seine Sonnenbrille als Spiegel benutzte, längere Zeit damit zubringen, seine Augenbrauen mit den Fingerspitzen zu glätten; oder er konnte sich hingebungsvoll der Pflege seiner Nägel widmen. Einmal hatte er, als er zu seiner Sitzung kam, alle Fingernägel lackiert. Bei solchen Gelegenheiten behandelte er meine Versuche, ihn mit einer Deutung zu erreichen, als wäre ich so etwas wie ein lästiges Kind oder ein Geräusch im Hintergrund: Ich sollte ihn nicht stören, während er mit etwas beschäftigt war, was so viel wichtiger war als alles, was ich jemals sagen könnte. In dieser Zeit war die Identifizierung mit einem idealisierten inneren Objekt für ihn sehr wichtig, weil sie, so prekär sie war, das einzige war, das ihn innerlich zusammenhielt.

Einmal zeigte sich in einer Sitzung die Art von projektiver Identifizierung, mit der ich es zu tun hatte, besonders anschaulich; es war, als schlüpfe Martin in ein Objekt wie eine Hand in eine Handpuppe, ähnlich den Beispielen, die sich in Melanie Kleins Arbeit »Über Identifizierung« (Klein 1955) finden.

Martin trug einen Anorak mit einer pelzbesetzten Kapuze; später erfuhr ich, daß dieser Anorak ein »Parka« genannt wird (der Name hätte in unserem Zusammenhang nicht passender sein können). Er zog sich die Kapuze ganz über den Kopf, nahm dann einen Kamm aus der Tasche und begann, die langhaarige Pelzeinfassung seiner Kapuze zu kämmen, als würde er sie – mit langsamen, sinnlichen, feminin anmutenden Bewegungen – in Locken legen. Er benahm sich wirklich, als sei er für sein Gefühl in der Haut eines anderen »geparkt«. Die Wirkung dieses Verhaltens wurde noch dadurch gesteigert, daß er bei dieser, wie bei vielen anderen Gelegenheiten, an den Fingern seiner rechten Hand seine bedrohlichen Ringe trug, sich ihrer aber gar nicht bewußt zu sein schien.

Auf meine Versuche, ihn zu erreichen, reagierte er in dieser Sitzung wie auch in den anderen, die ich weiter oben beschrieben habe, als wollte er sagen »Ja, was wolltest du sagen?«, »Ich habe keine Zeit für deinen Blödsinn«, »Meine Güte, man hat es schon schwer«, »Du redest gegen eine Wand an«. Seine Stimme klang kalt, verächtlich und sehr hart. Es *war* wirklich, wie gegen eine Wand zu reden, und nachdem ich einige Versuche in dieser Richtung unternommen hatte, wurde mir klar, daß es in Martins Mitteilung vor allem um eine solche Situation ging: Er mußte mich in die Position eines Kindes versetzen, das mit jemand Kontakt aufnehmen möchte, der keine Zeit hat, zuzuhören, mit einer harten und eitlen Mutter, die sagt: »Meine Güte, man hat es schon schwer«, während sie sich ihre Locken richtet, und voller Verachtung auf den Schwächling, der sich um ihre Aufmerksamkeit bemüht, herabsieht. Ich beziehe mich dabei auf Martins inneres Objekt, es schien aber auch, wie Material aus späteren Behandlungsabschnitten zeigte, eine Phantasie zu sein, die er sich darüber machte, warum seine Mutter ihn kurz nach seiner Geburt verlassen hatte: Sie war zu eitel, hart und selbstsüchtig, um sich um ein kleines Baby zu kümmern.

Martins Unerreichbarkeit diente jetzt, und wahrscheinlich auch unzählige Male in der Vergangenheit, zur Spaltung und dazu, in einen anderen Menschen sowohl die Gefühle zu projizieren, die er selbst nicht ertragen konnte, als auch einen Teil von sich selbst, das bedürftige Kind, das er verleugnen mußte; gleichzeitig identifizierte er sich mit dem nicht verfügbaren Objekt, *das er zu dieser Zeit idealisierte,* mit dem er sich völlig eins fühlte und das er auf diese Weise auch kontrollieren konnte.

Als ich Martin sagte, er benehme sich meines Erachtens wie ein lästiges Kind, das versuche, mit einer Mutter zu sprechen, die nur an ihrem Gesicht im Spiegel interessiert sei und sich nicht damit abgeben könne, ihm zuzuhören, einer sehr harten Mutter, die wie eine Wand sei, antwortete er: »Es gibt nur eine Möglichkeit herauszufinden, ob man eine Wand ist oder nicht. Man rennt mit dem Kopf dagegen; wenn es weh tut, ist man keine Wand«. Diese Feststellung ist sehr aufschlußreich, wenn man überlegt, wie sich Martins Abwehrverhalten entwickelt hatte. Er schien mir damit mitzuteilen, die einzige Möglichkeit, *nicht* verletzt zu werden, wenn man diese Art von Objekt hat, sei, sich mit ihm zu identifizieren, selbst eine Wand zu werden und es anderen zu überlassen, sich daran zu verletzen. Diese Art von Abwehr brachte die Teilnahmslosigkeit mit sich, auf die ich weiter oben hingewiesen habe; sie entstand sowohl durch die Identifizierung mit einem unsensiblen inneren Objekt als auch durch die Entleerung, die sich aus dem Aufspalten seiner Gefühle und der Projektion von Teilen seiner selbst in andere Menschen ergab. Schließlich war es die Pflegemutter, *nicht* Martin, die am Telefon weinte, weil er sich verhielt, »als sei nichts passiert«, und es waren die Pflegeeltern, die sich danach jedem weiteren Kontakt entzogen. Diese Kettenreaktion an Zurückweisungen hatte es wahrscheinlich oft in Martins Leben gegeben.

Martin konnte auf ein äußeres Objekt einen sehr starken Druck ausüben, bis es jede Hoffnung aufgab, ihn jemals erreichen zu können. Meines Erachtens müssen ihm wegen der starken Wirkung, die er damit auf andere Menschen ausüben konnte, positive Erfahrungen sehr oft versagt worden sein. Er hatte nicht nur ein Talent entwickelt, sich selbst hart zu machen, sondern *auch die Menschen um sich herum hart gegen ihn werden zu lassen,* sie taub zu machen für seine eigentlichen Bedürfnisse. Jede weitere Deprivation und Erfahrung mit einem harten äußeren Objekt wurde von ihm reintrojiziert und zementierte das Hartsein seines inneren Objekts.

Der Pakistani

Martins große Angst davor, mit seinen Abhängigkeitsgefühlen in Berührung zu kommen, ist verständlich angesichts des uneinfühlsamen Objekts, das er in sich trug, und er selbst hatte oft genug dazu beigetragen, daß sich seine äußeren Objekte gegen ihn verhärteten. Er war sich immer noch nicht sicher, daß es ihm nicht auch mit mir so gehen könnte, obwohl der weiter oben zitierte Satz zumindest die Hoffnung enthielt, daß ich die

Auswirkungen seines Verhaltens würde ertragen können und *nicht* zu einer Wand werden würde.

Die tiefe Verachtung und der Haß, den Martin einem abgespaltenen, bedürftigen Teil in sich selbst entgegenbrachte, war ein wiederkehrendes Thema in der Behandlung; zunächst tauchte dieser Teil als der »Pakistani« auf. Martins Vorurteile gegen Pakistani waren voller Bitterkeit und Scheinheiligkeit, er hatte sich oft pakistanische Kinder in seiner Schule als Ziele für seine Attacken ausgesucht. Über sie pflegte er zu sagen: »Sie können nicht für sich selbst sorgen, sonst wären sie nicht hier rüber gekommen, um sich helfen zu lassen, oder?« »Sie sind minderwertig, sind Wilde, nicht wie wir Briten«. Dieser minderwertige und bedürftige Wilde mußte nicht nur verachtet, sondern sogar zerschmettert und ausgelöscht werden: »Oh, ich liebe Pakistani«, sagte Martin einmal, »man haut sie und sie wollen mehr und mehr und mehr davon, bis man sie tötet«; dabei streichelte er auf bedrohliche Weise die Schlagringe, die er an allen Fingern seiner rechten Hand trug. Wahrscheinlich entsprach das der Behandlung, die für sein Gefühl dem Schwächling drohte, dem Dummkopf, der nicht aufhörte, mit dem Kopf gegen eine unsensible harte Mutter anzurennen; er würde es nicht lange überleben. In Material aus späteren Behandlungsabschnitten zeigte sich Martins Angst vor dem Tod noch viel offener, aber als »Auffanggefäß« (siehe 8. Kap.) für seine Ängste dienten ihm die Kinder, die er in der Schule mit Messern terrorisierte. Diese Art des Ausagierens war einmal stärker, einmal schwächer ausgeprägt und hörte zu Beginn des zweiten Behandlungsjahres ganz auf, als es erste Anzeichen für eine Integration dieses abgespaltenen Teils gab. Eines Tages sagte Martin zu mir: »Ich bin nicht hinter allen Pakistani auf der ganzen Welt her, ich mache nicht Jagd auf Menschen, ich bin nur hinter einem Kerl her«. Dann fing er an zu kritzeln. Auf eine Seite seiner Schachtel schrieb er *seinen* Namen, *seine* Adresse und *seine* Telefonnummer.

Groll und Klagen

Allmählich und sehr zögerlich begann Martin zu realisieren, daß dieser Pakistani, den er geschlagen und verachtet und dem er die notwendige Hilfe vorenthalten hatte, in ihm selbst steckte, und ihm dämmerte erstmals die Einsicht, daß es in ihm diese Not, diese Bitte um Hilfe gab und den Wunsch, ich möge ihn zurückholen, wenn er den Kontakt zu mir verlor (seine Adresse und Telefonnummer); aber gleichzeitig fing er an, mir immer schwerere Vorwürfe wegen meiner Härte und Kälte zu machen und mich anzuklagen, daß ich ihn vernachlässige und es mir nicht gelinge, ihn mit dem zu versorgen, was er brauche. Er konnte die distanzierte, abweisende, narzißtische Haltung seines Objekts nur idealisieren, solange er das bedürftige Kind in sich selbst vollständig abgespalten hatte. Solange er von dieser Abwehr Gebrauch machte, *war* er die uneinfühlsame Mutter und völlig mit ihr identifiziert. Die von ihr geweckten Gefühle sollten die verächtlichen, unterdrückten Pakistani empfinden, nicht er.

Als er begann, *seine* Bedürfnisse wahrzunehmen, kam er auch mit *seinem* Groll und *seinen* Klagen in Berührung. Sein Aussehen spiegelte auf eindrucksvolle Weise die Veränderungen in ihm und seinen Identifizierungen wider. Manchmal kam er in Hosen, die viel zu kurz waren, einem zerrissenen Pulli und löchrigen Socken in die Klinik. In der letzten Sitzung vor einer Ferienpause trug er eine sehr dicke »Zweithaut« (Bick 1968): ein Hemd, zwei Pullis, eine Jacke und seinen Anorak, obwohl es draußen nicht kalt war. Sobald er sich hingesetzt hatte, faßte er an die Heizung, als zittere er vor Kälte, und sagte: »Das nennen Sie Zentralheizung? Kaltes Wasser, das durch einen Haufen Metall fließt.« Als ich seinen Vorwurf wegen der Kälte und seinen Versuch, sich mit vielen Schutzschichten zusammenzuhalten, mit der bevorstehenden Pause in Verbindung brachte, ging er zu einem erotisierten und ihm viel vertrauteren Teil seiner Vorwürfe über: Er sagte, ich wäre so kalt, weil ich aus einem kalten Land käme (er war überzeugt, ich sei Polin), in Polen hätten wir nichts als Schnee und Eis, während er aus Afrika komme, wo es wunderschöne tropische Fische und viel Sonne gebe. Als er das sagte, wurde sein Verhalten mir gegenüber sehr verführerisch, als wollte er mir vermitteln, daß er über all die Wärme, die Leidenschaft, den Reiz Afrikas verfüge und ganz anders sei als ich – ein metallisches Objekt, das kaltes Wasser in den Adern hatte (der Haufen Metall, durch den kaltes Wasser fließt).

Gelegentlich wurde deutlich, wie sehr sein Groll und seine Klagen der Abwehr dienten, und Martin schien sich sehr viel Mühe zu geben, um eine Position zu erreichen, aus der heraus er mir vorwerfen konnte, ihn zu vernachlässigen. Vom allerersten Tag der Behandlung an war er immer sehr früh in die Klinik gekommen, mindestens eine halbe, manchmal sogar eine ganze Stunde vor dem vereinbarten Termin um zehn Uhr. Von den Heimeltern wußten wir, daß er das Heim immer um acht Uhr nach dem Frühstück verließ und daß er manchmal den ganzen Weg in die Klinik (ungefähr vier Meilen) zu Fuß zurücklegte, um sein Fahrgeld zu sparen. Die Gründe für sein Zufrühkommen variierten im Verlauf der Behandlung; sein Verhalten blieb zwar unverändert, hatte aber im Verlauf der ersten zwei Jahre oft Unterschiedliches zu bedeuten. Als sein Groll aufzutauchen begann, schien das Zufrühkommen einen bestimmten Zweck zu verfolgen. Ich konnte noch so pünktlich sein – aus Martins Sicht hatte ich ihn sehr lange warten lassen und war nicht verfügbar, wenn er kam. Es stimmte, daß ich ihn seit der letzten Sitzung *hatte* warten lassen; die Sitzungen fanden nur einmal wöchentlich statt und lagen also weit auseinander. Martin pflegte sehr vergrätzt auszusehen, wenn er aus dem Wartezimmer kam. Er brachte sich oft ein Comic-Heft mit, in dem er während der ersten zwei oder drei Minuten blätterte, oder er blickte aus dem Fenster, ohne Kontakt zu mir aufzunehmen, dann drehte er sich plötzlich um zu der Uhr, auf der es inzwischen natürlich später als zehn war, und sagte dann zum Beispiel: »Mal wieder spät«, oder er zuckte mit den Schultern, als wollte er sagen: »Sie sind ein hoffnungsloser Fall«. Einmal sagte er, auf die letzte Sitzung anspielend: »Letztes Mal kamen Sie eine halbe Minute zu spät.«

Meines Erachtens dienten Martins Vorwürfe vor allem dem Abwehrzweck, eine Situation zu schaffen, die ihm vertraut war und in der er sich viel besser zurechtfinden konnte, wenn er also mit jemand zusammen war, der ihm nichts bedeutete, der für ihn nicht zu gebrauchen war, dem er nicht vertrauen konnte. Diese Dimension war ihm vertraut, er bewegte sich in ihr mit großer Leichtigkeit. Er hatte in seinem ganzen Leben niemand wirklich getraut und wollte nichts riskieren. Beispielsweise bot ihm seine defensive projektive Identifizierung mit einer uneinfühlsamen inneren Mutter enorme Vorteile im Vergleich zu der Beziehung zu einem lebendigen äußeren Objekt: Sein inneres Objekt konnte jederzeit heraufbeschworen werden, war immer verfügbar, und Martin konnte es jederzeit kontrollieren, während er auf meine Hilfe nicht jederzeit bauen konnte. Anfangs standen ihm dafür aus all den Stunden einer Woche sogar nur fünfzig Minuten zur Verfügung, und ich fragte mich, ob er die sieben Tage einer Woche im Sinn hatte, als er mir eines Tages sagte, er hätte »sieben Hautschichten über seiner empfindlichen Stelle«, nicht nur »eine Wochenendkruste«, sondern die Kruste einer ganzen Woche. Ich entschloß mich, ihm eine zweite Wochenstunde anzubieten, sobald ich eine Möglichkeit dazu haben würde. Martin reagierte auf dieses Angebot mit der Bemerkung, er würde nur kommen, wenn er den Tag und die Zeit aussuchen könnte. Warum könnte ich ihn nicht samstags morgens sehen? Warum konnte die Klinik nicht an den Wochenenden offen bleiben? Es gäbe sowieso keinen Grund, zweimal in der Woche zu kommen; er brauchte eigentlich überhaupt nicht zu kommen. Sein krampfhaftes Bemühen, die Kontrolle zu behalten, zeigte sich sehr deutlich: »Wenn ich nicht die Kontrolle hätte, wäre ich gar nicht hier«, »Wenn ich nicht zu bestimmen habe, bleibt Ihnen höchstens noch die Freiheit, Ihre Todesart zu wählen – Erhängen, elektrischer Stuhl, Ertrinken, Enthauptung«.

Zunächst hielt ich es für besser, ihm die Durcharbeitung seiner Ängste zu ermöglichen und auf den Zeitpunkt zu warten, an dem er in der Lage wäre, selbst den Wunsch nach einer zweiten Sitzung zu äußern; aber bald wurde mir klar, daß er, sollte er in der Lage sein, offen zu sagen, daß er mehr Hilfe brauchte, nicht so krank und auf Hilfe angewiesen wäre. Er wirkte zu meiner Überraschung sogar sehr erleichtert, als ich es schließlich einrichten konnte, ihm eine zweite Sitzung anzubieten, ohne auf seinen Segen zu warten. Er wirkte immer erleichtert, wenn seine Außenwelt bemerkte und anerkannte, wie wenig er selbst auf sich und seine Bedürfnisse achten konnte.

Auch wenn es meines Erachtens sinnvoll war, den Rhythmus der Behandlung zu verändern und mehr Sitzungen pro Woche zur Verfügung zu haben, realisierte ich doch auch, daß diese Veränderung des bekannten Musters Martins Gefühl der Sicherheit im Rahmen des therapeutischen »Settings« (Meltzer 1967) vorübergehend erschüttert hatte. Ich glaube auch, daß Martin die Erhöhung der Anzahl der Sitzungen zunächst als ein sehr grausames Spiel erlebte, das falsche Hoffnungen in ihm wecken sollte. Wenn ich ihm doch etwas mehr geben konnte, warum dann so wenig? Zum Beispiel brachte Martin eines Tages die Werbezettel eines Restaurants mit in die Stunde – »Tag und Nacht fast durchgehend geöffnet« – und gab mir damit ein Modell an die Hand, wie es eigentlich sein sollte. Eines Tages besah er sich die »Notfallnummern« an meinem Telefon und sagte: »Aber ich bin kein Notfall, oder? Sonst würde ich jeden Tag kommen«. Die Dauer einer Sitzung bezeichnete er als »klägliche fünfzig Minuten« und sagte zu mir, nachdem ich im Rahmen einer Übertragungsdeutung von mir als »Mutter« gesprochen hatte, daß es »an einem Ort wie diesem keine Mütter« gebe – dabei bezog er sich auf die Klinik, vermutlich aber auch auf das Kinderheim. »Hier gibt es nur Leute, die ihren Job machen und dafür bezahlt werden. Vielleicht gibt es auch Mütter hier, aber das bedeutet nur, daß sie zu Hause Kinder haben.«

Dieser Vorwurf, daß auch ich nur eine weitere Teilzeitkraft in seinem Leben sei, tauchte sehr häufig auf. Er schien immer zu beinhalten: Wenn ich ihn mit einem Bedürfnis in sich in Kontakt brachte – wenn ich dafür verantwortlich war, daß er wußte, er hatte eine empfindliche Stelle *in* sich, die nicht zu irgendeinem Pakistani gehörte –, dann konnte ich ihm nur dadurch helfen, daß ich ihm wirklich die Bemutterung anbot, die ihm vorenthalten worden war oder die er sich selbst vorenthielt, und das sollte dann eine sehr idealisierte, jederzeit verfügbare Bemutterung sein. Ich sollte ihm nicht den Schmerz zumuten, zu wissen, was ihm gefehlt hatte, ohne es ihm jetzt in der Gegenwart, wenn schon nicht in der Vergangenheit, zur Verfügung zu stellen. Wann immer ich diesen Erwartungen nicht genügte – und das war natürlich *ständig* der Fall –, erlebte er mich wie eine, die ein grausames Spiel mit ihm trieb. Erst später verstand ich, daß Martins wiederholte Anschuldigungen, ich wolle ihn zum Weinen bringen, zumindest teilweise den Zweck verfolgten, mich zum Täter und sich zu einem Opfer zu machen, das nur um der Selbstverteidigung willen kämpfte und deshalb keine Schuldgefühle zu haben brauchte.

Körperliche und seelische Gewalttätigkeit

Gegen Ende des ersten Behandlungsjahres bedrohte mich Martin mehrmals mit körperlicher Gewalttätigkeit. Eine Schlüsselszene in diesem Zusammenhang ereignete sich kurz vor unserer ersten Weihnachtspause. Er hatte davon gesprochen, daß es auf seinem Weg in die Klinik geregnet hätte, und sich darüber beklagt, dann hatte er auf das Puppenhaus (ein offenes Modell, das in der Zimmerecke stand) gezeigt und gesagt: »Das Haus taugt nichts; es regnet rein«. Er hatte seinen Kopf aus dem Fenster gestreckt (es regnete immer noch) und sich dann das Gesicht abgewischt. Ich sagte, er spreche vielleicht davon, daß sein Gesicht von Tränen naß werde und daß er sich, ähnlich wie das Puppenhaus, durch mich nicht genügend geschützt fühle vor den »Regen-Tränen«. Martin streichelte seine Schlagringe mit einem Lächeln, als wolle er gleich anfangen, auf mich einzuschlagen, und sagte: »Ein Gesicht kann durch Regen, durch Tränen oder Blut naß werden, und Ihres wird gleich durch Blut naß werden, noch bevor meines naß wird vor Tränen«. Mir scheint es bedeutsam, daß die Gefahr eines »Aus«-Agierens körperlicher Gewalt »in« der Behandlung zeitlich damit zusammenfiel, daß sein aggressives Verhalten außerhalb der Behandlung aufhörte. Das Problem ließ sich jetzt eher in der Übertragung fassen. Obwohl es nie zu einem körperlich gewaltsamen Angriff kam, mußte Martin meines Erachtens eine Situation herbeiführen, in der ich die Möglichkeit sehr ernst nahm, daß es so weit kommen könnte, und in der ich die Gefühle aushalten mußte, die dadurch in mir geweckt wurden.

Zwei Arbeiten Mary Bostons (1967, 1972) über die Behandlung eines Patienten aus einem Kinderheim halfen mir sehr, die Probleme genauer zu erfassen, die in der Arbeit mit institutionalisierten Kindern häufig auftreten können. Mary Boston beschäftigte sich mit der Phantasie ihres Patienten, die durch die Realität reichlich Nahrung erhielt, daß seine feindseligen Triebregungen zum Verschwinden der Eltern geführt haben könnten, und führte aus: »Möglicherweise genügt es nicht, die Feindseligkeit und die Phantasien zu verstehen. Das neue Objekt, der Therapeut, muß beweisen, daß er die Gewaltsamkeit containen und die Omnipotenz verringern kann, indem er ihr widersteht und sie im Unterschied zum ursprünglichen Objekt des Patienten überlebt« (1972, S. 6). Diese Aufgabe ist auch bei der Behandlung Martins sehr wichtig. Mir wurde klar, daß Martin wegen des Ausmaßes seiner Omnipotenz sehr große Ängste hatte. Es ist durchaus möglich, daß sich seine Auffälligkeiten verstärkt hatten, als er vom Tod seiner Mutter erfuhr, weil er darin eine weitere und reale Bestätigung dafür sah, wie machtvoll seine mörderischen Phantasien waren. Er hatte mir gesagt, daß die einzige Wahl, die mir noch bliebe, wenn ich mich seiner Kontrolle entziehen würde, darin bestehe, meine Todesart aussuchen zu können. Seine Mutter hatte sich entzogen und war gestorben. Ihr Tod hatte noch andere überwältigende Gefühle in ihm geweckt, weil sich damit alle Hoffnungen zerschlagen hatten, daß sie jemals zurückkommen würde, was für Martin der endgültige Beweis für ihren narzißtischen und egoistischen Rückzug war. Kurz vor einer meiner Ferienunterbrechungen sagte er voller Bitterkeit: »Sie hat tolle Ferien, jetzt kann sie sich die Gänseblümchen (auf ihrem Grab) von unten betrachten.«

Als Martin mich damals mit seinen Schlagringen bedrohte, oder wenn er plötzlich sein Messer aufklappen ließ und auf seine Schachtel[1] einstach (»wir werden eine neue Schachtel besorgen müssen«, »wir werden eine neue Mrs. Williams brauchen«), behauptete er, seine Mutter sei an der »Maul- und Klauenseuche« gestorben und produzierte noch viele andere grauenvolle sadistische Phantasien, die von seinen Gefühlen sehr abgeschnitten waren und sehr ausufernd werden konnten; ich hielt es oft für besser, diese Eskalationen zu unterbrechen. Er nannte diese Phantasien seine »Spaziergänge auf dem Friedhof«; sie vermittelten ein Bild von dem großen Teil seiner inneren Welt, der einem Friedhof ähnelte. In solchen Situationen gab es auch nicht den Hauch eines Schuldgefühls, da es *meine* Sache sein sollte, mich schuldig zu fühlen, weil ich ihn zum Weinen bringen wollte, wie es seine Mutter getan hatte. Sein lebenslanger Kummer wurde offenbar; er verhielt sich, als ginge es in seiner Phantasie ständig darum, zu seiner eigenen Verteidigung andere anzugreifen oder sie mit körperlicher Gewalttätigkeit zu bedrohen.

Nachdem seine Androhungen körperlicher Gewalt nachließen, verringerte sich das Maß an Gewalt keineswegs. Sie blieb als psychische Gewalt präsent, aber die Bedingungen für unsere Arbeit waren leichter geworden. Es fällt einem nun mal sehr schwer, seine Gedanken zu sammeln und eine Deutung zu geben, wenn plötzlich aus dem Nichts ein Messer auftauchen kann. (Die Wucht seiner Projektionen wurde durch dieses Element der Überraschung noch verstärkt.) Die Art, wie Martin mich wissen ließ, daß diese Form von Gefahr vorüber sei, war typisch dafür, wie er mir zu vermitteln pflegte, daß er eine Einsicht gewonnen hatte: Er gab mir

---

1 Er hatte wie alle Patienten zu Beginn der Behandlung eine Pappschachtel bekommen, die er selten aufmachte. Sie enthielt Zeichenmaterial, einen Knäuel Schnur usw.

diese auf gönnerhafte Weise zurück. Einmal, als ich mit ihm sprach, war mir gar nicht bewußt, daß ich gleichzeitig mit den Händen gestikulierte. Martin legte einen Finger auf meine Hand, drückte sie behutsam gegen den Tisch und sagte: »Wir reden einfach, Sie brauchen Ihre Hände nicht dabei«. Durch Projektion war *ich* zu dem Patienten geworden, der etwas ausagierte.

Auch bei dieser Gelegenheit setzte Martin meines Erachtens die Erotisierung unserer Beziehung (die Berührung meiner Hand, sein verführerisches Verhalten, die versteckten Andeutungen in seinen Worten) zur Abwehr ein, in diesem Fall gegen zärtliche Gefühle. Für Martin war jedes Gefühl der Wärme, der Nähe, der Zärtlichkeit so schmerzlich, daß er es schnell wieder loswerden mußte. Es wurde entweder erotisiert oder in Erregung verwandelt oder »exekutiert«. »Mich verletzt zu fühlen, ist nicht meine Sache. Dieses Gefühl exekutiere ich«, sagte er einmal, während er mit großer Heftigkeit ein Stück Schnur, das er in der Hand hielt, mit seinem Taschenmesser entzweischnitt. Meines Erachtens ist diese Zeichensprache ein sehr gutes Beispiel für »Angriffe auf Verbindungen«, wie Bion (1959) sie beschrieben hat. Sie waren der Kern von Martins psychischer Gewalttätigkeit und möglicherweise eine der wichtigsten Quellen seiner inneren Deprivation.

Bion schreibt in seiner Arbeit »Angriffe auf Verbindungen«: »Ich verwende den Begriff ›Verbindung‹ [link], weil ich die Beziehung des Patienten zu einer Funktion, und nicht zu dem Objekt, das einer Funktion dient, erörtern möchte; mir geht es nicht allein um die Brust oder den Penis oder das verbale Denken, sondern um die Funktion, die Verbindung zwischen zwei Objekten herzustellen« ([1959] 2002, S. 121). An einer anderen Stelle in derselben Arbeit vergleicht Bion diese Verlagerung der Blickrichtung mit den unterschiedlichen Betrachtungsweisen der Physiologie und der Anatomie.

Wenn ich Bions Modell anwende und versuche, die drei häufigsten »Angriffe auf Verbindungen« zusammenzufassen, die sich bei der Behandlung Martins zeigten, würde ich als ersten Punkt nennen, daß er eine soeben gewonnene Einsicht sogleich ihrer Bedeutung und damit der dazugehörigen Gefühle entleerte: *Angriffe auf Verbindungen in sich selbst.*

Diese Methode war für ihn das Heilmittel, das am schnellsten gegen jegliches schmerzliche Gefühl half, weil es ihm immer noch lieber war, durcheinander zu sein, als Schmerzen zu empfinden. Dieses Ziel erreichte er, indem er ein Wort aus dem Zusammenhang riß und es »exekutierte«. Ein Beispiel: Nachdem er aus einer seiner wahnhaften Identifizierungen mit der »eitlen Mutter« aufgetaucht war und für einen Moment wirklich zu fühlen und zu verstehen schien, wie wenig Unterstützung ihm dieses narzißtische Objekt wirklich bieten konnte, änderte sich seine Stimmung abrupt. Er löste das Wort »Charakter« aus dem Zusammenhang, in dem ich es gerade in Verbindung mit seiner eitlen Mutter gebraucht hatte, und sagte: »Charakter, Charakter? Oh klar, ich mag Karotten«. Das kam so schnell und plötzlich, als hätte er ein Messer aufgeklappt. Im Handumdrehen waren die Bedeutung und das damit einhergehende Gefühl exekutiert; der Teil in Martin, der wußte, wo und wie es ihm weh tat, wurde exekutiert, und die Folge war, daß *der Kontakt zwischen seinem Denken und Fühlen und meinem Denken und Fühlen verlorenging.*

Dieser Verlust des Kontakts ist die zweite Form der Angriffe auf Verbindungen, die ich erwähnen möchte. Martin bedurfte in hohem Maß eines Containers (Bion 1962) für die Gefühle, die er selbst nicht ertragen konnte, und er mußte die Erfahrung machen können, daß ein äußeres Objekt diese Gefühle überleben, verstehen und für ihn verarbeiten konnte. Bion nahm an, daß Patienten, die in der Analyse von diesem Typus der projektiven Identifizierung, einem wichtigen Schritt in der kindlichen Entwicklung, besonders nachhaltig Gebrauch machen, wahrscheinlich in ihrer frühen Kindheit um diese Erfahrung betrogen worden sind, was meiner Ansicht nach wahrscheinlich ganz besonders häufig für solche Kinder gilt, die in Pflegeeinrichtungen aufgewachsen sind. In Bions Worten: »Der Patient hat das Gefühl, eine Gelegenheit zu erhalten, um die er bislang betrogen worden war; die Schmerzlichkeit, die mit dieser Benachteiligung verbunden ist, wird dadurch umso heftiger wiedergegeben, und ebenso verhält es sich mit den Gefühlen des Ärgers über diese Benachteiligung« ([1959] 2002, S. 123). Ich meine, daß die unmittelbare Exekutierung des Gefühls, verstanden zu werden und im Kontakt zu sein, und der sich daran wieder anschließende Verlust des Kontakts zu mir Abwehrmanöver waren, die sich gegen diese Art schmerzlicher Erfahrung richteten.

Eine dritte Form von Angriffen, die eng mit den beiden anderen verwoben war, hatte zum Ziel, *Verbindungen innerhalb meines Denkens und Fühlens zu unterbrechen.* Martin zeigte ganz offen, wie schlecht er es ertragen konnte, wenn ich mehr für ihn war als ein passiver Behälter für seine Projektionen. »Sie sind nichts als eine große Mülltonne voller Abfall: Mülltonnen reden nicht.« »Wenn Sie etwas über mich herausfinden, behalten Sie es bitte für sich.« Er kämpfte dagegen an, daß ich mich nicht in eine rein rezeptive Rolle fügte und die Bedeutung dessen, was sich zwischen uns abspielte, zu verstehen versuchte. An diesem Punkt begannen oft die Unterbrechungen. Manchmal unterbrach er meine Sätze schon nach den ersten zwei oder drei Worten, besonders wenn ich einen Satz damit begann: »Ich denke, daß ...« »Sie denken dauernd«, pflegte er zu sagen, oder: »Sie sind eine Hirnschachtel«. In diesem Moment konnte er noch gar nicht wissen, was ich sagen wollte; er bekämpfte das Denken, nicht die Gedanken. Wenn ich aufhörte zu sprechen, da Schweigen diesem Schlagabtausch sicherlich vorzuziehen war, sagte er: »Los schon – machen Sie weiter – was wollten Sie sagen? Oder haben Sie es schon wieder vergessen?« Natürlich war dieses Verhalten nicht nur ein Angriff, sondern auch eine bedeutungsvolle Mitteilung. Martin zeigte mir wieder einmal etwas von dem sehr destruktiven Teil in sich, einer anderen Version des »Paki-Schlägers«, der *seine* Fähigkeit, zu denken, paralysierte, und er zeigte mir auch, in welcher Form dies ablief. Das ganze schmerzliche Thema, daß er im Gebrauch seines Denkens und Fühlens beeinträchtigt war, daß er unfähig war, Wissen aufrechtzuerhalten (»Haben Sie es schon wieder vergessen?«), Verbindungen herzustellen und etwas zu lernen, wurde offenbar.

Ich faßte dieses Verhalten oft als Kommunikation auf, aber in diesen Unterbrechungen war auch etwas enthalten, das ein Angriff auf Verbindungen sein sollte. Ich erlebte es oft ähnlich wie die Angriffe, die Bion (1959) beschrieben hat:

> »Das Paar, das in einem kreativen Akt begriffen ist, wird empfunden, als teile es eine beneidenswerte emotionale Erfahrung; da er [der Patient] ebenfalls mit dem ausgeschlossenen Teil identifiziert ist, macht er auch eine schmerzhafte Erfahrung. Bei vielen Gelegenheiten empfand der Patient ... Haß auf Gefühle, mithin schon beinahe auf das Leben selbst. Dieser Haß trägt seinen Teil zu dem mörderischen Angriff auf das bei, was das Paar verbindet, auf das Paar selbst und auf das vom Paar erzeugte Objekt« ([1959] 2002, S. 118f.).

Und an anderer Stelle:

> »... daß sein Neid und Haß auf die Verständnisfähigkeit ihn dazu veranlaßten, ein gutes, verständnisvolles Objekt in sich hineinzunehmen, um es dann zu zerstören und auszustoßen – ein Vorgang, der häufig zur Verfolgung durch das zerstörte und ausgestoßene Objekt geführt hatte« ([1959] 2002, S. 114f.).

Meines Erachtens brachte Martin etwas zum Ausdruck, das genau so verstanden werden kann, wie Bion es beschrieben hat, wenn er sagte: »Ich will, daß dieser kleine Mann, der in Ihrem Kopf rumrennt und dauernd alles, was ich sage, miteinander verknüpft, sich überarbeitet. Warum schicken Sie ihn nicht mal in die Ferien?«, »Warum werfen Sie ihn nicht aus dem Fenster und lassen ihn mal ein bißchen an die frische Luft?« Der Angriff auf Verbindungen kommt hier als Wunsch zum Ausdruck, meinen »kleinen Mann« loszuwerden, das vereinigte Elternobjekt auseinanderzureißen, die Verbindung aufzubrechen (die in diesem Fall durch die väterliche Präsenz in der Mutter dargestellt zu werden scheint) und so einen kreativen Vorgang zu unterbinden. Eine sehr frühe Form von Eifersucht und Neid, und darüber hinaus die Schwierigkeit, psychische Schmerzen ertragen zu können, führten zu Martins wiederholten Versuchen, seine Objekte unlebendig zu machen. Er blieb dann mit einem sehr leblosen, kalten und ängstigenden inneren Objekt zurück. Die Wiederbelebungsarbeit nahm viel Zeit in Anspruch.

Für Martin war es wichtig, etwas von dem Zusammenhang zu verstehen, der zwischen seinen Angriffen auf mich in der Übertragung und der Leblosigkeit seines inneren Objekts bestand. Die Beeinträchtigung seiner Lernfähigkeit, obwohl seine gute Begabung trotz seiner Destruktivität zu erkennen war, war sicherlich mit der Fragmentierung seiner inneren Welt verknüpft. Er war sein ganzes Leben lang mit dieser Deprivation konfrontiert worden; in seinem Fall war sie glücklicherweise reversibel. Aber es ist sicher bedeutsam, daß Martins Verbindungen in seinen ersten beiden Lebensjahren so oft zerbrochen waren. Der häufige Mitarbeiterwechsel in ein und derselben Institution und die drei Wechsel der Pflegeeinrichtungen, die er erlebt hatte, müssen oft zur Folge gehabt haben, daß er Menschen, mit denen er gerade Kontakt aufgenommen hatte, wieder verlor.

Erste Anzeichen seines Wunsches, Verbindungen wiederherzustellen

Während dieses zweiten Behandlungsjahres war, besonders in der zweiten Hälfte, an vielen Anzeichen zu merken, daß Martin sich auf meine Arbeit verließ, um zerbrochene Verbindungen wiederherzustellen, und darauf, daß ich ihn nicht in seinem Durcheinander versinken oder auf andere Weise verlorengehen lassen würde. Wenn er eine Einsicht gewonnen hatte, ließ er es mich zwar auf eine etwas manische, gönnerhafte Weise wissen, aber immerhin hatte er doch eine Ahnung davon erhascht. »Ich habe in der Bibel gelesen«, sagte er, »und da heißt es: Wer Durcheinander stiftet, soll Höllenqualen leiden, und wer die Wahrheit sagt, soll das ewige Leben haben«. Er sagte aber auch zu mir: »Mit einer Schnur kann man alles Mögliche anfangen, man nimmt sie zum Beispiel, um ein Boot am Ufer festzumachen, so daß es nicht davontreibt, oder man bindet damit das Boot an einer Boje fest«. Sobald ihm aufging, daß sein Satz eine doppelte Bedeutung hatte, lachte er und sagte: »Ich weiß schon, was Sie sagen werden«. In derselben Sitzung band er sich eine Vorhangschnur um beide Beine und zeigte mir einen ganz sicheren Knoten, wie ihn Bergsteiger benutzen; es sei ein sicherer Doppelknoten, meinte er dabei. (Wollte er damit vielleicht sagen, es sei sicherer, von beiden Eltern gehalten zu werden?)

Er sagte, auch wenn er sich aus dem Fenster stürzen würde, würde er nicht hinunterfallen, er hielte sich dann eben mit den Beinen fest. Es war ein eindrucksvoller Hinweis auf seinen Suizidversuch; da Martin aber nie direkt davon sprach, bezog auch ich mich in meinen Deutungen nur indirekt darauf. Im Stundenmaterial gab es vieles, das uns mit seinen Suizidimpulsen in Berührung brachte und – zu dieser Zeit – auch mit seiner Angst davor. Martin fragte mich oft, warum ich ihn nicht »in Ruhe verrotten ließe«; er sagte: »Sechs Fuß unter der Erde ist ein friedlicher Platz«, »Das Gehirn hört erst auf zu funktionieren, wenn man tot ist«, »Tote verlieren das Leben, aber sie gewinnen den Tod«. Außerdem sagte er: »Wenn ich mich umbringen wollte, wüßte ich, wie es am schnellsten geht. Man springt aus dem Fenster, mit dem Kopf voran«. Oft hatten während einer Sitzung diese »Angriffe auf Verbindungen« – sein Denken und Fühlen aus dem Fenster zu werfen und sein Objekt leblos zu machen – etwas Suizidales an sich und waren wie eine brutale Form der Anästhesie. In solchen Momenten konnte ich auch während der Sitzung mit ihm über seine Suizidimpulse sprechen.

Allerdings glaube ich, daß Martin mir nicht zugetraut hätte, ihn nicht in die Verrücktheit oder den Tod abgleiten zu lassen, wenn er nicht einiges an Vertrauen in ein Objekt aufgebaut hätte, das eine solche Entwicklung verhindern würde. Während des zweiten Behandlungsjahres gab es Anzeichen dafür, daß er mir manchmal mehr Vertrauen entgegenbrachte und daß er in der Lage war, wenn auch mit Unterbrechungen, sich auf eine Abhängigkeitsbeziehung einzulassen. Möglicherweise wurde diese Entwicklung noch durch äußere Ereignisse beschleunigt, die ihm das Gefühl gaben, in Gefahr zu sein.

Martin sollte das Kinderheim verlassen, sobald er sechzehn war, und er hatte im Lauf der Jahre oft gesagt, daß er dann zum Militär gehen wolle. Er hatte in vielen Sitzungen darüber gesprochen, welche Bedeutung das Militär für ihn hätte; zunächst stand es für »eine Lizenz zum Töten«, dann noch deutlicher für »eine Lizenz, um getötet zu werden« – er nannte es eine »Fahrkarte zum Tod«. Obwohl er selbst nicht sehr motiviert war, Soldat zu werden, weil er dann auch die Behandlung hätte beenden müssen, wurde in seiner Umgebung seine »Berufung« zunächst nicht in Frage gestellt. Martin gab weder in der Schule noch im Kinderheim länger Anlaß zur Sorge, und er hatte, von außen betrachtet, große Fortschritte gemacht; wenn er die Aufnahmeprüfungen bestehen würde und Berufssoldat werden könnte, sollte er das ruhig tun, meinten alle. Martin brachte das Problem ganz offen in seine Sitzungen und fragte mich: »Also was wird, wenn ich sechzehn bin?« Er brachte auch ein Bild von einem der Kinderheime, in dem er als kleines Kind gewesen war, mit in die Klinik. Einmal brachte er ein Heft mit, in dem alle »Einrichtungen der Kommunalverwaltung« angegeben waren, blätterte es durch, zeigte auf die Seite, auf der die »Territorialarmee und Freiwilligenverbände« aufgeführt waren, und sagte: »Das wollen wir nicht, oder?« Dann betrachtete er sich ausführlich die Seite, auf der Betreuungs- und Beratungsstellen für Kinder aufgelistet waren.

Ich wußte, daß Martin, bis jetzt jedenfalls, zu niemand hätte offen sagen können, daß er immer noch viel »Kinderbetreuung und -beratung«

brauchte. Es überraschte mich sogar, daß er soweit gegangen war, es auf diese Weise anzudeuten. Obwohl ich mich stark unter Druck fühlte, unmittelbar etwas zu unternehmen, um ihm die Sorgen um seine Zukunft zu erleichtern, fand ich es sinnvoller, mich im Rahmen der Behandlung mit den großen Ängsten zu beschäftigen, die diese Situation in ihm hervorrief. Glücklicherweise konnte ich mich auf die Unterstützung meiner Kollegen in der Klinik verlassen, die den Heimeltern, der Schule und den Vertretern des Sozialamtes vermitteln würden, daß es für Martin sehr ungünstig wäre, zu diesem Zeitpunkt die Behandlung abzubrechen und zum Militär zu gehen. Trotzdem bestand natürlich das Problem, wo er statt dessen hingehen sollte; zum Glück konnte eine passende Stelle und Unterbringung für ihn gefunden werden. Von der Schule kam außerdem der Vorschlag, daß er noch ein halbes Jahr bleiben könnte, wenn er das schulpflichtige Alter überschritten hätte, weil er ein großes Interesse an Photographie entwickelt hatte und in der Lage wäre, eine entsprechende Berufsausbildung zu machen.

Meines Erachtens war es für Martin wichtig, zu wissen, daß auch noch andere Mitarbeiter der Klinik damit befaßt waren, praktikable Arrangements für sein Leben zu finden. Wenn er den Eindruck gewonnen hätte, daß ich seine Zukunft organisieren würde, wäre diese Veränderung unserer Form der Zusammenarbeit für ihn sehr verwirrend gewesen und hätte so gewirkt, als wollte ich ihm falsche Hoffnungen machen. Seine Reaktion, als ich ihm damals eine zweite Sitzung pro Woche angeboten hatte, war mir noch gut in Erinnerung. Wenn in einem bestimmten Stadium der Behandlung eine Veränderung der Technik eingeführt wird, entsteht damit auch das schwierige Problem, die Grenze an einer anderen Stelle wieder neu ziehen zu müssen und auch zu entscheiden, wann das geschehen soll. Wenn ich meine Rolle auch nur im geringsten überschritten hätte, wäre es sehr schwierig geworden, Martin in einer für ihn einleuchtenden Weise zu vermitteln, bis zu welcher Grenze ich gehen würde und was ich tatsächlich für ihn würde tun können. Wenn ich mich selbst darum gekümmert hätte, wo er in Zukunft untergebracht sein würde, hätte er sich zu Recht gefragt, warum ich ihm nicht selbst ein Zuhause angeboten hatte. Wegen seiner großen Deprivation und seiner Sehnsucht nach einer »Vollzeit-Mutter«, die er in der äußeren Realität niemals gehabt hatte, konnte ich ihm meines Erachtens besser helfen, wenn ich klare Grenzen setzte, was er von mir erwarten konnte. Hätten sich diese Grenzen verschieben lassen, hätte er wieder begonnen zu hoffen, daß ich ihn irgendwann für *alles* entschädigen würde, was er entbehrt hatte; tatsächlich konnte meine Hilfe nur darin bestehen, das Ausmaß der Deprivationen zu verringern, die aus inneren Quellen stammten.

Es gibt Hinweise, daß Martin zu Beginn seines Lebens einige positive Erfahrungen gemacht haben muß, weil er sonst durch die Behandlung nicht so gut erreichbar gewesen wäre. Es war am Anfang, als er kam, schwierig, mit seinem Wunsch, am Leben zu bleiben, in Berührung zu kommen, aber es *ist* von Bedeutung, daß er nicht psychotisch geworden war (obwohl er eine Reihe psychotischer Abwehrmechanismen benutzte) und daß er am Leben geblieben *war*. Bei Spitz (1945) finden sich Beispiele für Kinder, die unter ähnlichen Bedingungen ihr Dasein fristeten und nicht überlebten; Martin hatte alarmierende Symptome entwickelt und damit um Hilfe gerufen, während andere Kinder, die institutionalisiert wurden, möglicherweise innerlich tot oder hohl durchs Leben gehen, ohne daß jemand Notiz davon nimmt. An dem Punkt, an dem es Martin gelang, seine Gestörtheit innerhalb der Behandlung zu halten, nach außen hin gut angepaßt zu wirken und andere auf den Gedanken kommen zu lassen, er eigne sich für das Militär, realisierte ich, wie riskant es für institutionalisierte Kinder sein kann, nach außen hin intakt zu wirken.

Es war ein hoffnungsvolles Zeichen, daß Martin in dem Moment, den ich gerade erwähnt habe, in der Lage schien, sich auf die Seite seiner wirklichen Bedürfnisse zu stellen, und um mehr »Kinderbetreuung und -beratung« bitten konnte. Für mich war dies ein Hinweis darauf, daß er mittlerweile mit einem Objekt in sich in Berührung war, das auf seine Bedürfnisse Rücksicht nehmen und darum bitten konnte, ernst genommen zu werden: eine Rolle, die er in der Vergangenheit vollständig mir überlassen hatte. Martin hatte sich selbst verarmen lassen, sich selbst leer gemacht und depriviert, als er sich durch Spaltung und Projektion sowohl der guten wie der schlechten Anteile seines Selbst entledigt hatte. Die progressive Reintegration, die mittlerweile in ihm eingesetzt hatte, ließ hoffen, daß sich seine Deprivation allmählich würde verringern lassen.

Es läßt sich aber auch nicht leugnen, daß Martin durch unsere Arbeit einer weiteren *Deprivation* ausgesetzt war. Früher hatte ihm der Wechsel von einer Unterbringung zur nächsten kaum etwas ausgemacht. Er ließ sich wie ein Koffer, ein ziemlich leerer Koffer, an einen anderen Ort bringen und überließ es anderen Menschen, darüber Tränen zu vergießen (man erinnere sich an die Pflegemutter). Aber der Auszug aus dem Kinderheim jetzt war hart für ihn. Als seine zukünftigen Pflegeeltern kamen, um ihn über ein Wochenende mit zu sich nach Hause zu nehmen, hatte er sich in sein Bett verkrochen, die Decke bis über die Nasenspitze gezogen und war in ein Buch vertieft. Er sagte, es wäre ihm lieber, wenn der Bruch endgültig wäre und er zu ihnen kommen und dann ganz dort bleiben könnte, statt zu kommen und dann wieder gehen zu müssen. Sie fragten, ob er einverstanden wäre mitzukommen, wenn er etwas mitnehmen könnte, das ihm wichtig sei; da er so in sein Buch vertieft sei, wolle er das vielleicht mitnehmen? Martins Antwort war, er würde nur mitkommen, wenn er seine ganze »Familie« (Heimeltern) mitnehmen könnte. Glücklicherweise ließ es sich so arrangieren, daß er zu seinen Heimeltern regelmäßigen Kontakt halten konnte (er sagte, er würde sie gern einmal in der Woche sehen), aber es läßt sich nicht leugnen, daß dieser Umzug ein weiterer Verlust in seinem Leben war. Und inzwischen hatte er einige der Schutzschichten abgelegt, die ihn zuvor gegen Verlustgefühle immun gemacht hatten.

Ziemlich am Anfang der Behandlung hatte Martin voller Stolz zu mir gesagt: »Ich vermisse nie jemanden, die Leute vermissen mich«. Deshalb konnte ich Martins Irritation und Reserviertheit verstehen, wenn er mich auf so vielfältige Weise zu fragen schien: »Wie können Sie behaupten, es wird besser, wenn es so weh tut?«

Kapitel 4 | Über die Dynamik in einer Bande

In diesem Kapitel möchte ich versuchen, die wichtigsten Charakteristika der »in einer Bande herrschenden Dynamik« herauszuarbeiten. Dabei geht es mir sowohl um die innere wie die äußere Struktur einer Bande; gruppendynamische Aspekte, die sich deutlich von der in einer Bande oder Clique herrschenden Dynamik unterscheiden, sollen nur am Rande erwähnt werden. Ich werde zunächst ein klinisches Beispiel vorstellen und dann versuchen, das meinen Überlegungen zugrundeliegende postkleinianische Bezugssystem deutlich zu machen. Hier zunächst also die Beschreibung der Aufnahmegespräche mit einer Jugendlichen, um einige gruppendynamische Aspekte genauer beleuchten zu können.

Julia

Einige Aspekte aus meinen ersten beiden Sitzungen mit Julia sind im Zusammenhang mit meinem Thema besonders relevant. Julia war siebzehn, sah aber älter aus. Ihr feingeschnittenes Gesicht wirkte, wahrscheinlich wegen ihres schwarzen Pullis und ihrer schwarzen Lederjacke, ausgesprochen blaß, ihr Gesichtsausdruck war sehr müde. Sobald sie sich gesetzt hatte, teilte sie mir mit, daß sie schon früher in unserer Klinik in Behandlung gewesen sei, dann aber weggeblieben wäre, was sie besser nicht hätte tun sollen. Es gebe immer noch reichlich Probleme; das größte sei, daß sie »nicht schlafen wolle« und sogar seit einigen Tagen überhaupt nicht geschlafen habe. Sie versuche es nicht einmal. Sie lege sich höchstens für eine Stunde oder so hin.

Ich fragte Julia, was sie denn statt dessen mache. Sie sagte, sie hätte einen sehr großen Freundeskreis; viele ihrer Freunde würden wie sie auch weder zur Arbeit noch zur Schule gehen, sie könne sich also zu jeder Tages- und Nachtzeit mit ihnen treffen. Es stellte sich bald heraus, daß Julia zu keinem ihrer Freunde eine engere sexuelle Beziehung hatte; sie betonte, daß sie sich mit niemand einlassen wolle, höchstens mal gelegentlich zu einem »one-night-stand«. Sie erzählte mir, wie sich die Stimmung in ihrem Freundeskreis jedesmal aufheitere, sobald sie auftauche, dann riefen alle: »Oh, hier kommt die verrückte Julia«. Sie war immer der Gruppenclown, der alle Freunde zum Lachen brachte; sie glaubte, sie *müßte* sie zum Lachen bringen. Das wäre es, was die anderen an ihr mochten und weshalb sie akzeptiert werde.

Als sie das sagte, wirkte sie sehr niedergeschlagen, und ich spürte, wie mir das Herz schwer wurde; wahrscheinlich bildete meine Gegenübertragung das Gegenstück zu ihrer erzwungenen Heiterkeit. Ich fragte, was denn passieren würde, wenn sie nicht »die Party am Laufen halten« würde. Sie war überzeugt, ihre Freunde würden dann nichts mehr mit ihr zu tun haben wollen; sie werde nur akzeptiert, weil sie »der Clown« sei. Vielleicht, meinte sie, würden sie sich sogar über sie lustig machen, wenn sie nicht über ihre Witze lachen könnten. Ich fragte sie, ob sie das schon einmal erlebt hätte, und sie antwortete: »Oh ja«, es wäre der Grund, warum sie nicht mehr zur Schule gehe. Dort hatte sie das Gefühl gehabt, zu keiner Gruppe dazuzugehören und oft ausgelacht zu werden. Dann hielt sie inne und sagte: »Wenn ich es mir recht überlege, war es vielleicht nicht immer so«, aber sie hätte zu oft gefehlt und wäre irgendwann schließlich von der Schule gewiesen worden. Ich griff ihre Bemerkung auf, »daß das vielleicht nicht immer so gewesen sei«, und sie schien meinen Hinweis, daß die Wahrnehmung äußerer Ereignisse davon abhängig sei, in welcher inneren Verfassung man sich befinde, man sich also entsprechend ändern könne, ganz gespannt aufzunehmen. Inzwischen war ein sehr guter Kontakt zwischen uns entstanden, und ich hatte in meiner Gegenübertragung ganz warme Gefühle für Julia verspürt. Deshalb war ich überrascht, als sie plötzlich erschrocken aufblickte, als hätte ihr jemand einen Stoß versetzt, und dann in etwas maniformer Weise sagte, ich solle nicht so viel Aufhebens machen, weil sie keine ernsthaften Probleme habe, sie mache sich lediglich Gedanken darüber, was sie heute Abend machen und ob sie zu einer Party gehen solle. Ich hatte in diesem Moment das Gefühl, als hätte jemand in ihrem Inneren, vielleicht sogar eine ganze Gruppe, mit einer Peitsche geknallt und gesagt: »Du läßt dich gehen. Das einzige, was zählt, ist, daß man Spaß hat und du uns bei Laune hältst. Warum bist du so sentimental und redest mit dieser Frau?« Diese manische Stimmung ließ jedoch gegen Ende der Sitzung wieder deutlich nach, und Julia konnte über ihre Angst vor einer Depression sprechen und mir sagen, daß sie, seit sie damals die Behandlung abgebrochen hatte, oft tagelang im Bett gelegen hätte und nicht aufstehen konnte. Es war deutlich geworden, daß sie zur Zeit deshalb »nie ins Bett ging«, weil sie Angst hatte, einen Zusammenbruch zu erleiden und nie mehr aufstehen zu können, falls sie ihre manische Abwehr aufgeben würde.

Zwischen unserer ersten und zweiten Sitzung hatte Julias Mutter ihre Tochter überredet, mit ihr zu ihrem Hausarzt zu gehen und sich ein Schlafmittel verschreiben zu lassen, damit sie mal eine ganze Nacht durchschlafen könnte. Als Julia zu ihrer zweiten Sitzung kam, wirkte sie sehr schläfrig. Auch ihr Aussehen hatte sich verändert. Obwohl es ein ziemlich warmer Tag war, trug sie einen kuscheligen und flauschigen Wollpullover, so daß sie wie ein großer Teddybär aussah. Ihr Haar, das sie beim letzten Mal zu einem straffen Pferdeschwanz gebunden hatte, hing ihr jetzt lose auf die Schultern. Sie wirkte insgesamt viel weicher. Sie erzählte mir, daß sie eine Schlaftablette genommen und danach fast sechzehn Stunden geschlafen hätte und jetzt viel mehr Zeit als früher zu Hause verbringe. Ihre Eltern seien beide sehr liebevoll zu ihr, besonders ihre Mutter. Ihre Mutter bringe ihr heiße Getränke und versuche auf jede erdenkliche Weise, ihr zu helfen. Dann äußerte Julia den Wunsch, ihre Mutter möge ihr mehr Anlaß geben, sich über sie zu ärgern. Etwas *hatte* sie wirklich ärgerlich gemacht. Ihre Mutter hatte mit John, einem Jungen aus der Gruppe ihrer jugendlichen Freunde, gesprochen und ihm gesagt, Julia sei zur Zeit etwas »benebelt«; sie sollten ein bißchen auf sie aufpassen. Dieses Gespräch hatte stattgefunden, als John bei Julia angerufen hatte, um ihr von der Geburtstagsparty eines ihrer Freunde zu erzählen, sie aber nicht erreicht hatte, weil sie geschlafen hatte. Diese Einmischung ihrer Mutter fand Julia völlig unmöglich, ihre Mutter sollte sich um ihre eigenen Angelegenheiten kümmern. Trotzdem war auch klar, daß Julia sich gleichzeitig über die Anteilnahme ihrer Mutter gefreut hatte; sie war, um es vorsichtig auszudrücken, hin- und hergerissen zwischen ihrem Wunsch, zu Hause zu bleiben und sich gemütlich in ihr Bett zu kuscheln, und ihrem Wunsch, nichts zu verpassen, wenn eine Party stattfand.

Ich fragte, ob sie denn letzten Endes zu der Geburtstagsparty gegangen sei. Sie sagte, John hätte angeboten, vorbeizukommen und sie abzuholen. Er wäre einer der wenigen in der Gruppe, der »seinen Kram geregelt kriege«; er arbeite an vier Wochentagen in einer Imbißbude und hätte genug Geld gespart, um sich »eine alte Kiste« leisten zu können. Also war Julia mit der »alten Kiste« zu der Party mitgefahren, hatte sich auf einen Polstersack gelegt und der Musik zugehört, weil sie zu müde zum Tanzen war. Zu ihrer Überraschung waren ihre Freunde richtig nett zu ihr gewesen; es schien ihnen nichts auszumachen, daß sie nicht »der Clown« war. Eine ihrer Freundinnen, Bonnie, hatte sogar gesagt: »Gott sei Dank hast du mal ein bißchen geschlafen«. Julia war trotz der Musik eingeschlafen, und John hatte sie mit der Bemerkung geweckt, in ihrem Bett würde sie bestimmt besser schlafen können, und hatte sie »sehr früh«, um zwei Uhr morgens, nach Hause gebracht. Am nächsten Tag erfuhr Julia, daß die anderen die ganze Nacht durchgemacht hätten. Aber ich hatte an dieser Stelle nicht das Gefühl, daß sie es sich nicht verzeihen konnte, den Rest der Party verpaßt zu haben.

Ich möchte jetzt hier nicht meine weiteren Aufnahmegespräche mit ihr wiedergeben oder die anschließende Behandlung schildern, weil ich dieses Material hier vor allem ausgewählt habe, um mich mit den Aspekten der inneren und äußeren Gruppendynamik zu beschäftigen, die sich von der in einer Bande herrschenden Dynamik unterscheiden, dem Hauptthema dieses Kapitels, dem ich mich jetzt zuwenden möchte.

Wir können festhalten, daß eine Bande durch ihr destruktives Ziel zusammengehalten wird (Rosenfeld 1971). Die Bande findet sich unter dem Vorwand zusammen, ihren Mitgliedern Schutz zu bieten, ihr eigentliches Ziel aber ist es, anderen zu schaden. Dagegen herrscht in einer Gruppe zwar oft eine verletzende Dynamik, beispielsweise wenn Außenseiter ausgeschlossen werden, aber eine Gruppe findet sich nicht zusammen, *um* zu verletzen.

Julias Angst davor, eine Außenseiterin zu sein, zeigt sich sehr deutlich, wenn sie ihre Schule beschreibt, so wie sie sie anfangs wahrgenommen hatte. »Ich gehörte nicht dazu und wurde von den anderen ausgelacht.« Als sie mir damals davon erzählte, war sie nicht mehr so sicher, ob diese Feststellung wirklich zutraf; es machte ihr viel mehr Sorgen, ob sie vielleicht aus ihrem jetzigen Freundeskreis ausgeschlossen werden könnte. Es stellte sich nach und nach ganz deutlich heraus, daß ihre Vorstellung, der Clown bleiben zu müssen, um sich akzeptiert fühlen zu können, sehr viel mit der Stimme einer inneren Gruppe zu tun hatte, die wahrscheinlich der Abwehr gegen ihre Angst vor einer Depression diente, und viel weniger mit einer äußeren Gruppe, die sich als überraschend freundlich erwies.

John stellt sich zum Beispiel eher als ein fürsorglicher älterer Bruder heraus, der die Bitte von Julias Mutter, sich um ihre Tochter zu kümmern, ernst nimmt. Er holt sie zu Hause ab und bringt sie wieder zurück. Wenn wir seine Funktion symbolisch nehmen, kann man ihn als jemand sehen, der eine Verbindung zwischen der Gruppenstruktur und der Familienstruktur herstellt: zu einer Zeit, in der es für Julia notwendig war, sich zumindest vorübergehend in den Schoß der Familie zurückfallen zu lassen, in der sie aber den Kontakt zu ihrer Gruppe nicht ganz verlieren wollte. Die Gruppe und ihre Familie stehen einander nicht ablehnend gegenüber, und Julia verliert ihre Mitgliedschaft in der Gruppe nicht, wenn sie eine stärkere Abhängigkeitsbeziehung zu ihrer Mutter akzeptiert.

Mir scheint es bedeutsam, daß Julia sich selbst an die Tavistock Clinic wenden und eine Behandlung aufnehmen konnte, während sie gleichzeitig noch ein Mitglied der Gruppe war. Dagegen stellt sich eine Bande oder Clique in der Regel *gegen die Eltern* und kann sogar Überwachungsfunktionen übernehmen. Bei einem anderen jugendlichen Patienten, der wegen seiner anhaltenden nächtlichen Alpträume an unsere Klinik überwiesen worden war und der ebenfalls Mitglied einer Clique war, erlaubte ihm seine Clique den Beginn der Behandlung nur unter der Bedingung, daß er nach jeder Sitzung detailliert Bericht erstatten würde. Glücklicherweise konnte diese Form der Einmischung im Verlauf seiner Behandlung bearbeitet werden.

Die Struktur der Bande

Einige Aspekte aus meiner Arbeit mit einem Patienten können die charakteristische Funktionsweise einer Bande vielleicht deutlich werden lassen. Pekka war achtzehn, als er zur Behandlung kam, die dreimal wöchentlich stattfand und fast fünf Jahre dauerte. Ich möchte mich hier vor allem mit einigen seiner Träume aus den ersten drei Behandlungsjahren und ihrer Bedeutung für die Übertragung beschäftigen.

Pekka ist das älteste Kind eines finnischen Paares, das in London lebt. Er hat eine achtzehn Monate jüngere Schwester und einen vier Jahre jüngeren Bruder. Seine Mutter war nach seiner Geburt sehr depressiv, so daß er vor allem von seiner Großmutter mütterlicherseits versorgt wurde. Er meint, er sei nur ein paar Tage lang gestillt worden. Er kann sich nicht daran erinnern, sich jemals seiner Mutter oder seinem Vater nahe gefühlt zu haben, er hatte aber eine gute Beziehung zu seiner Schwester Ulla, die ihm erzählt hatte, daß er seinen kleinen Bruder Eric, der einige Monate lang von der Mutter gestillt wurde, als Baby immer sehr attackiert habe. Man konnte Pekka nicht in einem Raum mit Eric alleinlassen, aber er weiß nicht, was man von ihm befürchtete. Er erinnert sich allerdings an seine heftigen Kämpfe mit Eric, als sie älter waren; einmal hätte er sogar versucht, ihn zu erwürgen.

Pekka war immer ein guter Schüler gewesen und hatte seine Geschwister, vor allem Eric, den er als totalen Schulversager bezeichnete, übertrumpft. Er suchte eine Behandlung, weil er an einer schweren Migräne litt, die gründlich und ohne pathologischen Befund neurologisch untersucht worden war. Manchmal waren seine Migräneanfalle so heftig, daß er den ganzen Tag im Bett bleiben mußte. Als er mit der Behandlung begann, war er in eine quälerische homosexuelle Beziehung zu Gordon, einem Jungen seines Alters, verstrickt. Davor hatte er sexuelle Beziehungen zu zwei Mädchen gehabt; als er mir diese Beziehungen schilderte, wirkten sie auf mich so intensiv sadomasochistisch, daß ich den Eindruck bekam, sie wären noch viel gestörter als seine homosexuellen Beziehungen. Pekkas Beziehung zu seinem jetzigen Freund Gordon läßt an die Möglichkeit einer äußeren Bande (auch wenn es nur eine Zweierbande ist) in seinem Leben denken.

Ich möchte mich zunächst auf Material konzentrieren, das die hauptsächlichen Charakteristika von Pekkas innerer Bande sichtbar werden läßt. Schon zwei Wochen nach Behandlungsbeginn brachte er einen sehr wichtigen Traum mit:

> Er befand sich in einer Gruppe von Männern, die damit beschäftigt waren, eine Bombe aus einem langen Metallschaft herauszuziehen. Pekka bekam große Angst und wäre lieber weggerannt, aber der Anführer der Gruppe hielt ihn mit festem Griff zurück und sagte: »Du hängst mit drin, also bleibst du hier«. Pekka fühlte sich außerstande, ihm den Gehorsam zu verweigern

> oder diese Anordnung in Frage zu stellen. Er beteiligte sich weiter daran, die Bombe herauszuziehen. Dann befand er sich mit derselben Gruppe (vielleicht sollte man sagen: mit derselben Bande) in einem Flughafen, wo sie die Bombe deponieren sollten. Sie legten die Bombe unter einen Abfertigungsschalter, und es war klar, daß sie gleich explodieren würde. Während er sich zusammen mit den anderen zurückzog, betrachtete Pekka die Leute im Flughafen und stellte sich vor, wie es aussehen würde, wenn sie nach der Explosion der Bombe als Leichen herumliegen würden.

Dieser Traum läßt die straffe Struktur der Bande und Pekkas masochistische Unterwerfung unter den Anführer, einen destruktiven Teil seiner eigenen Persönlichkeit, deutlich erkennen. Dieser Teil sollte uns noch in vielen anderen Träumen begegnen, und wir konnten auch wiederholt sehen, wie er unsere analytische Beziehung sabotierte. Es ist sicherlich von Bedeutung, daß dieser Traum schon so früh in der Behandlung auftrat – wie eine Warnung, daß es *keinen* Ausweg geben würde.

Pekkas Hauptmotiv bei der Suche nach einer Behandlung war, wie ich schon erwähnt habe, die Hoffnung, seine quälenden Migräneanfälle loszuwerden. Seine Beziehungen in der Außenwelt bereiteten ihm keine Probleme, und er hatte, als ich ihn zum ersten Mal sah, auch keine Vorstellung von inneren Beziehungen. Der Traum läßt dennoch vermuten, daß seine Suche nach analytischer Hilfe die absolute Macht seiner inneren Bande bedrohte. Diese Macht mußte befestigt und bestätigt werden; die Stimme, die darum bat, aus der mörderischen Mission entlassen zu werden, wirkt wie ein hoffnungsloses Wimmern, während die inneren Strukturen, die den »Status quo« bewachen, mit der donnernden Stimme des Anführers sprechen.

»Du hängst mit drin, also bleibst du hier«

Es war klar, daß weder bei Pekka noch bei mir der Glaube aufkommen sollte, man könne seine Mitgliedschaft in der Mafia einfach aufgeben, wenn man nur sagt: »Ich habe Angst, ich will weg«. Paten sind nicht gerade für ihr Mitgefühl und ihre Weichheit bekannt. Pekka gibt nach. Es ist interessant, mit anzusehen, wie sein masochistisches Einknicken unmittelbar zu einer Identifizierung mit den Mördern und zu einem Umschlagen in Sadismus führt. Als Pekka beschrieb, wie er die Leute im Flughafen beobachtete und sie sich als Leichen vorstellte, klang seine Stimme nach »Mission vollbracht« und eiskalt.

Das Entsetzen wurde in mich projiziert, und Pekkas Unterwerfung unter den Anführer schien die Bereitschaft zum Massenmord mit einzuschließen. Anfangs agierte er den Auftrag, sich und mich als elterliches Objekt anzugreifen, in der Außenwelt in seiner höchst sadomasochistischen Beziehung zu seinem Freund aus. In dieser Beziehung war wiederholt seine eigene Sicherheit, manchmal sogar sein Leben, in Gefahr. Ich werde darauf später zurückkommen.

Meine Deutung des »Flughafentraums«, wie wir ihn im Verlauf der Analyse nannten, als Angriff auf »die Babys der Mutter« wurde auf einer bewußten Ebene von Pekka beiseite gewischt. In der Gegenübertragung nahm ich wahr, wie er meine Versuche, etwas zu formulieren (zu generieren), was eine emotionale Bedeutung haben und eine sinnvolle Verbindung zum »Hier und Jetzt« herstellen könnte, ständig untergrub. Interessanterweise zeigte sich dieses Thema immer besonders deutlich in Pekkas Traumleben. Er träumte einmal, seinen Bruder mit dem Auto zu überfahren, und erzählte mir bei dieser Gelegenheit, daß er einmal tatsächlich versucht hätte, seinen Bruder bei einem ihrer vielen Kämpfe zu erwürgen. Eine Zeitlang schien in seinem Traumleben ein Dialog zwischen mir und einem Teil von ihm stattzufinden, der aus der Bande aussteigen wollte. Pekkas Träume schienen sich oft auf eine vorausgegangene Deutung zu beziehen und unsere Arbeit weiterzuführen. Aber auf einer bewußten Ebene bestand sehr lange eine völlige Verleugnung der psychischen Realität. Pekka war durch die ständige Wiederkehr bestimmter Themen sehr irritiert, fühlte sich aber emotional hinreichend distanziert, um mir sehr *freie* Assoziationen liefern zu können. Zum Beispiel hatte er mir nach einem seiner vielen Träume, in denen es um »das Töten von Babys« ging – einmal hatte er im Traum seine Schwester durch die Mündung einer Kanone abgefeuert –, erzählt, daß er oft, wenn er auf der Straße einer schwangeren Frau begegne, an den »Mord an Sharon Tate« denken müsse. Sowohl *Emotionalität* wie *Bedeutung* waren zu Opfern seines inneren Holocaust geworden.

Ich habe schon erwähnt, daß einige Themen in Pekkas Träumen immer wieder auftauchten; einen dieser Träume, der eine gewisse Ähnlichkeit mit dem Flughafentraum hat, möchte ich hier wiedergeben. Pekka hatte diesen Traum etwa anderthalb Jahre nach Beginn der Behandlung; er hatte sich zu diesem Zeitpunkt ein Stück weit der »Mission« der Bande entzogen und hatte sich mir in der Übertragung deutlich erkennbar angenähert. Im Traum war er mit einem Freund namens Peter zusammen (Pekka ist die finnische Form für Peter), als zwei Männer auf sie zukamen, die wie iranische Fundamentalisten aussahen und Peter mitnahmen. Er leistete keinen Widerstand, und sie zeigten ihm den Leichnam seines Freundes, der unter dem Asphalt begraben werden sollte. Sie sagten ihm, sein Freund sei umgebracht worden, weil »er sich einem gefährlichen westlichen Einfluß ausgesetzt« hätte. Träume wie dieser brachten Pekka unter Druck, so daß er sich vor meinem »gefährlichen Einfluß« fürchtete und sich zurückzog, um sich wieder der Tyrannei der Bande zu unterwerfen.

Parallel zu solchen Bewegungen, die sich gegen seine weitere Entwicklung richteten, wurde in seinem äußeren Leben die sadomasochistische Beziehung zu Gordon enger: Pekka kehrte in den Schutz der Zweierbande zurück. Als Pekka sich erneut in die Struktur der inneren Bande zurückziehen ließ, unterwarf er sich auch Gordon wieder in masochistischer Weise, so wie er sich im »Flughafentraum« dem Anführer gefügt hatte. Einmal wollte Gordon auf einem Jahrmarkt Achterbahn fahren, und Pekka erklärte sich bereit mitzukommen, obwohl er an diesem Tag so schlimme Migräne hatte, daß er hätte schreien können, was er aber nicht tat. »Wenn ich mich beklage, zieht er die Schrauben an. Dann sagt er mir, ich sei ein Waschlappen und führe mich auf wie ein Weib.« Aber das Blatt konnte sich auch wenden, und dann war es Pekka, der sich Gordon gegenüber ganz gnadenlos verhielt. Einmal zum Beispiel hatte Gordon sehr viel Angst bekommen, nachdem sie sich den Film *Prick Up Your Ears* angesehen hatten. In diesem Film wird der Schriftsteller Joe Orton im Schlaf von seinem Freund mit einem Hammer erschlagen. Gordon konnte nach diesem Film nicht mehr einschlafen oder hatte, als er eingeschlafen war, schreckliche Alpträume, wofür ihn Pekka sadistisch mit Spott und Verachtung traktierte, bis Gordon sich in Tränen auflöste. Da es bei der »Mission« der Bande vor allem darum geht, das Kind der Mutter zu töten und zu quälen, kommt es *nicht* darauf an, welches Kind gequält wird. Deshalb kann die Phantasie sowohl in der sadistischen wie in der masochistischen Rolle ausagiert werden.

Pekka fühlte sich oft verfolgt; immer wieder war in seinen Träumen die Polizei hinter ihm her. In einem dieser Träume wurde er gejagt und rannte über dünnes Eis, ständig in der Gefahr, einzubrechen und in das kalte, trübe Wasser zu fallen. Durch Risse im Eis konnte er kleine Hände sehen – winzige »Babyhände«. Er war voller Angst, als er mir diesen Traum erzählte, und sagte beim Abschied zu mir: »Bis morgen«, obwohl die nächste Sitzung erst nach dem Wochenende stattfinden würde. Zur Montagstunde brachte er einen Traum mit, in dem er mich zum ersten Mal eindeutig um Hilfe vor seinen Verfolgern bat:

> Er lag auf der Couch, und ich saß hinter ihm – seitlich aus der Couch kamen Ratten heraus. Er hatte Shorts an, auf seinen Beinen lagen Sonnenblumensamen – die Ratten wollten sich über die Sonnenblumensamen hermachen und hätten ihn gebissen. Ich stand auf und schlug die Ratten tot.

Allmählich tauchte der Wunsch in ihm auf, gerettet zu werden. Zum ersten Mal bezeichnete Pekka seine Beziehung zu Gordon als etwas Schmutziges und Widerliches. Die Sonnenblumensamen im Traum hielt ich für ein sehr komplexes Symbol. Zunächst hatte ich gedacht, sie könnten etwas mit Samenflüssigkeit zu tun haben; später auftauchendes Material ließ eher daran denken, daß sie tatsächlich für Samenkörner stehen könnten, für die *Möglichkeit*, daß Pekka aus der Finsternis der Bandenstruktur auftauchen und sich der Sonne zuwenden könnte, wie es Sonnenblumen tun. Zu einem späteren Zeitpunkt in der Behandlung zeigte sich, daß es für Pekka einen Zusammenhang gab zwischen der Sonne und der Intensität naher Beziehungen, vor denen er sich so fürchtete. Seine Angst vor einem Sonnenbrand war etwas Objektives, war aber auch mit seiner Angst vor engen Beziehungen verknüpft.

Im dritten Behandlungsjahr war ich nach der Sommerpause ganz braungebrannt aus meinen Ferien zurückgekommen. Pekka merkte dazu an, daß ich bestimmt im Ausland gewesen sei, weil in England nicht oft die Sonne geschienen hätte, »außer«, sagte er, »Sie hätten eine sonnige Stelle hier in der Gegend entdeckt und uns nichts davon gesagt«. Er selbst schien sich als jemand zu sehen, der »draußen« in der Kälte war, als einer der Patienten, eines der Kinder. Kurz danach träumte er von einem sonnengebräunten Paar:

> Er reiste allein auf seinem Fahrrad durch die Türkei. An einem wunderschönen Platz, wahrscheinlich Ephesus, traf er einen Mann und eine Frau, die sehr lebendig und interessiert wirkten und einander sehr nahezustehen schienen. Sie waren ein Paar mittleren Alters, beide sehr braungebrannt und beide sehr nett zu ihm; er besichtigte zusammen mit ihnen die Sehenswürdigkeiten. Dann ging das Paar weg, und er blieb allein mit seinem Fahrrad zurück.

Im Traum sieht es so aus, als ziehe sich das Paar in die Intimität einer engen Beziehung zurück und lasse ihn ganz allein zurück, einen Jungen mit seinem Fahrrad. Er hatte keine Zweifel, daß der Traum etwas mit meinen Ferien und meiner Sonnenbräune zu tun hatte. Er könne sich der Sonne nicht aussetzen, sagte er; er hole sich leicht einen Sonnenbrand, während ich offensichtlich die Art von Haut hätte, mit der man in der Sonne »baden« könne.

Zu dieser Zeit hatte die Bandenstruktur schon viel von ihrer Macht über Pekka verloren. Er hatte während meiner Ferien versucht, die erloschene Beziehung zu Gordon wieder aufzuwärmen, sie hatte aber keine Anziehungskraft mehr für ihn. Statt dessen war er wie nie zuvor seinem Trennungsschmerz ausgesetzt gewesen, dem Gefühl, aus der »engen Beziehung« der Eltern und dem »geheimen Platz, über den ich meinen Patienten nichts sage«, ausgeschlossen zu sein. Allerdings scheint die Erwähnung von Ephesus darauf hinzudeuten, daß er sich weniger mit einem *Geheimnis*, sondern eher mit etwas *Mysteriösem* konfrontiert erlebt hatte. In diesem Material wird etwas von dem psychischen Schmerz erkennbar, dem Pekka mit Hilfe der Protektion durch seine innere Bande ausgewichen war. Ein Hin und Her zwischen seiner Loyalität gegenüber narzißtischen Strukturen und seinen Versuchen, Objektbeziehungen aufrechtzuerhalten, durchzieht die gesamte Arbeit während der ersten beiden Behandlungsjahre.

Mein theoretischer Bezugsrahmen

Um zum Hauptthema dieses Kapitels zurückzukehren, möchte ich den theoretischen Bezugsrahmen erläutern, der mir dabei geholfen hat, eine Hypothese über die »in einer Bande herrschende Dynamik« zu formulieren und sie inhaltlich auszuführen.

Der erste Hinweis auf die von einem destruktiven Teil der Persönlichkeit ausgehenden Verlockungen findet sich in Freuds Krankengeschichte des »Rattenmannes« (1909), in der Freud beschreibt, wie seinem Patienten von inneren Stimmen, die er »agents provocateurs« nannte, aufgetragen wurde, ein Verbrechen zu begehen. In derselben Falldarstellung schreibt Freud, daß die Persönlichkeit seines Patienten in drei sehr verschiedene Charaktere aufgespalten sei. Erst viel später, in seiner Arbeit »Die Ichspaltung im Abwehrvorgang« (1938), greift Freud dieses fruchtbare Konzept wieder auf, allerdings ohne die destruktiven Anteile der Persönlichkeit hervorzuheben.

Klein widmet sich diesem Thema in ihren Arbeiten erst sehr spät. In »Zur Entwicklung psychischen Funktionierens« (1958) unterscheidet sie deutlich zwischen den destruktiven Anteilen des Selbst und dem Über-Ich. Dies markiert eine Wende in ihrer Theoriebildung, weil sie bis dahin davon ausgegangen war, daß die destruktiven Aspekte der Persönlichkeit in die Strenge des Über-Ichs eingebettet seien. In ihrer Arbeit von 1958 formuliert Klein die Hypothese, daß diese Teile in einem abgetrennten seelischen Bereich existierten, dem zutiefst Unbewußten, vom Ich und vom Über-Ich abgespalten seien und vom normalen Entwicklungsprozeß weder integriert noch modifiziert würden. Sie vertritt sogar die sehr pessimistische Ansicht, daß es in der Persönlichkeit destruktive Aspekte geben könnte, die niemals, auch nicht durch einen langen analytischen Prozeß, völlig integriert werden könnten.

Das Konzept der Spaltung zwischen verschiedenen Teilen der Persönlichkeit steht im Mittelpunkt der post-kleinianischen theoretischen Weiterentwicklung, auf die ich mich in diesem Kapitel beziehe. Donald Meltzer schreibt in »Panik, Verfolgungsangst, Furcht – Zur Differenzierung paranoider Ängste«:

> »Wo Abhängigkeit von guten inneren Objekten durch beschädigende masturbatorische Angriffe unmöglich gemacht wird und wo Abhängigkeit von einem guten äußeren Objekt nicht verfügbar ist oder nicht anerkannt wird, tritt die zur Sucht werdende Beziehung zu einem schlechten Teil des Selbst, die Unterwerfung unter die Tyrannei, an ihre Stelle. Die Allwissenheit des destruktiven Teils verbreitet eine illusionäre Sicherheit …« (Meltzer [1968] 2002, S. 297).

Herbert Rosenfeld beschreibt in seiner Arbeit »Beitrag zur psychoanalytischen Theorie des Lebens- und Todestriebes aus klinischer Sicht: Eine Untersuchung der aggressiven Aspekte des Narzißmus« (1971) diesen »destruktiven Teil« als eine innere »Bande«. Dabei schildert er Patienten, die eine außerordentliche Ähnlichkeit mit Pekka aufweisen, und sagt:

> »Der destruktive Narzißmus dieser Patienten erscheint oft komplex organisiert, als hätte man es mit einer mächtigen Bande zu tun, die von einem Führer beherrscht wird, welcher alle Mitglieder daraufhin kontrolliert, daß sie sich gegenseitig dabei unterstützen, die destruktive kriminelle Tätigkeit wirkungsvoller und energischer zu verrichten« ([1971] 2002, S. 311).

Das Wesentliche bei der Bandenbildung ist für Rosenfeld das Bestreben, alle Kräfte zu bündeln, um die »destruktive kriminelle Tätigkeit« ausüben zu können; er unterstreicht, wie groß der Druck auf andere Teile der Persönlichkeit ist, um den »Status quo« aufrechtzuerhalten:

> »Die narzißtische Organisation … dient auch dem Abwehrzweck, an der Macht zu bleiben und den Status quo aufrechtzuerhalten. Das Hauptziel scheint zu sein, eine Schwächung der Organisation zu verhindern und die Mitglieder der Bande zu kontrollieren, damit sie die zerstörerische Organisation nicht verlassen, um sich den positiven Teilen des Selbst anzuschließen oder die Bandengeheimnisse der Polizei, d.h. dem schützenden Über-Ich, zu verraten, das den hilfreichen Analytiker repräsentiert, der in der Lage sein könnte, den Patienten zu retten« (ebd.).

Der erste Traum, den Pekka in der Therapie erzählte, ist ein eindrucksvolles Beispiel für eine mächtige innere Bande, die von einem Anführer beherrscht wird. Er bat im Traum um die Erlaubnis – wenn auch noch mit sehr schwacher Stimme –, sich der tödlichen Mission entziehen zu dürfen, erhielt aber vom Anführer die unmißverständliche Antwort: »Du hängst mit drin, also bleibst du auch hier«. Nach Rosenfeld müssen sich die Mitglieder der Bande »gegenseitig dabei unterstützen, die destruktive kriminelle Tätigkeit wirkungsvoller und energischer zu verrichten«. Auch wenn Pekka bei der Flughafenmission nicht selbst zu einem der Opfer des Massenmordes wird, zeigen einige Aspekte des Traums doch klar, daß sein Leben in Gefahr ist. Der dunkle Schaft, aus dem die Bombe herausgezogen werden muß, scheint sehr deutlich für das Rektum zu stehen. Material aus späteren Phasen der Behandlung enthielt viele Hinweise darauf, daß Pekka nicht nur fürchtete, sich bei Analverkehr mit Aids zu infizieren, sondern auch Angst hatte, in einem tödlichen, dunklen »Klaustrum« (Meltzer 1982) eingesperrt zu sein.

Es stimmt, daß Pekka mich sehr lange in der Behandlung nie ausdrücklich darum bat, für eine Verstärkung der lebenszugewandten Teile in ihm zu sorgen, die im suchtartigen Zugriff der »Bande« gefangen waren. Statt dessen hatte er sich der mörderischen Mission gefügt, selbst wenn er zu einem ihrer Opfer hätte werden können. Sein Wunsch, gerettet zu werden, tauchte erst allmählich auf, und der erste hoffnungsvolle Traum in dieser Hinsicht war der, in dem ich ihn von den Ratten befreite, die über ihn herfallen wollten.

Daneben scheint mir die Suchtqualität der Bandendynamik eine zentrale Rolle zu spielen, wie sie auch von anderen Autoren betont worden ist. Joseph schreibt zum Beispiel, daß

> »solche Patienten sich als Sklaven eines Teils des Selbst empfinden, der sie beherrscht und umklammert und nicht entkommen läßt, auch wenn sie sehen, daß draußen … das Leben winkt«, und »daß es nicht allein darum geht, daß er [der Patient] von einem aggressiven Teil seiner selbst beherrscht wird, … sondern daß sich dieser Teil aktiv sadistisch gegenüber einem anderen, masochistisch in diesen Prozeß verstrickten Teil des Selbst verhält und dieser Prozeß zu einer Sucht geworden ist« ([1982] 2002, S. 396f.).

Steiner meint:

> »Es wäre irreführend, darin einen unschuldigen Teil des Selbst zu sehen, der von einer böswilligen Organisation umklammert wird. Ich möchte vielmehr zeigen, daß es sich wahrscheinlich um eine perverse Beziehung handelt, der sich der gesunde Teil des Selbst möglicherweise anschließt, wobei er sich wissentlich von der narzißtischen Bande übernehmen läßt« (Steiner 1982, S. 242f.).

Wie schon weiter oben gesagt, als ich kurz Pekkas Reaktion auf meine Sommerferien im dritten Behandlungsjahr erwähnte, würde es den Rahmen dieses Kapitels überschreiten, wenn ich im einzelnen auf die neu auftauchenden Ängste und die gegen sie mobilisierte Abwehr eingehen würde, die einsetzte, als die Bandenstruktur ihre Umklammerung Pekkas zu lösen begann. Ich möchte mit der Bemerkung schließen, daß die weitere Entwicklung zunehmend zeigte, daß »die Allwissenheit des destruktiven Teils«, der die »illusionäre Sicherheit« (Meltzer 1968) verbreitet, vor allem Schutz vor den Verfolgungsängsten versprach. Pekka hing süchtig an seinen sadomasochistischen Phantasien, die aber seine Ängste kontinuierlich intensivierten und verstärkten, ebenso wie sein Agieren in der Übertragung und sein Ausagieren. Mit dem allmählichen Nachlassen dieser Sucht gingen auch die Verfolgungsängste zurück und wurden durch schmerzhafte Trennungsreaktionen und seine Verzweiflung, weil ihm eine Wiedergutmachung unmöglich schien, abgelöst. Es wurde immer klarer, daß Pekka Objektbeziehungen aufgab und bei einer narzißtischen Struktur Zuflucht suchte, weil er die depressiven Ängste nicht ertragen konnte, für die es vielleicht in seiner frühesten Kindheit kein hinreichendes Containment gegeben hatte.

Ihre besondere, unwiderstehliche Attraktivität verdankt die Stimme des Paten den rücksichtslosen, gedankenlosen Sprüchen der Bande, die behaupten, nichts sei heilig, nichts wertvoll, und es gebe nichts, für das sich Tränen lohnen würden.[1] Wenn es möglich wird, diese Sprüche als die Quintessenz von Lügen zu erkennen, öffnet sich der Weg zum Denken

---

1 Mit Margot Waddell habe ich viele anregende Diskussionen zum Thema Banden und Bandendynamik geführt (vgl. Waddell u. Williams 1991).

und der Suche nach Wahrheit. Damit ist auch der Weg für einen psychischen Schmerz eröffnet, den ich in Keats schönen Worten wiedergeben möchte:

»Where but to think is to be full of sorrow
and leaden-eyed despair.»[2]

[2] «Wo bloßes Denken schon bedeutet: Sorgen, / Verzweiflung ganz und gar …»

Kapitel 5 | Selbstwertgefühl und Wertschätzung des Objekts

In diesem Kapitel möchte ich den Zusammenhang zwischen Selbstgefühl und Objektgefühl, zwischen Selbstwertgefühl und Wertschätzung des Objekts untersuchen. Dabei gehe ich von dem Konzept des Selbstgefühls aus, wie es Freud in seinen klinischen Schriften und in seiner metapsychologischen Arbeit »Trauer und Melancholie« (1917), die meines Erachtens hinsichtlich dieses Konzepts einen besonders bedeutsamen Wendepunkt darstellt, entwickelt hat. Ich denke, daß der Begriff »Objektgefühl« im wesentlichen in der neuen Sicht des Subjektgefühls, wie sie Freud durch »Trauer und Melancholie« eröffnet hat, schon enthalten ist, und ich werde versuchen, meine Ansichten zu diesem Thema mit klinischem Material zu verknüpfen.

Veränderungen im Konzept des Selbstgefühls

Wenn man verfolgt, wie Freud das Konzept des Selbstgefühls verwendet hat, zeigt sich ein bemerkenswerter Kontrast zwischen seiner Technik, wie sie in seinen klinischen Schriften deutlich wird, und seinen theoretischen Formulierungen, die sich in »Trauer und Melancholie« finden. Das ist eigentlich nicht überraschend, da die wichtigsten klinischen Arbeiten Freuds alle vor 1915 entstanden sind, dem Jahr, in dem er »Trauer und Melancholie« verfaßte. Auch der »Wolfsmann« gehört meines Erachtens noch in diese Reihe klinischer Schriften; diese Arbeit wurde allerdings erst 1918 veröffentlicht, obwohl sie bereits 1915 entstanden war. Möglicherweise finden sich sogar erst in der Arbeit von Ruth Mack Brunswick (1929) – sie analysierte den Wolfsmann zwischen 1926 und 1927 und war zweifellos stark durch die Veränderungen in Freuds Auffassungen beeinflußt, wie sie in seiner Arbeit »Trauer und Melancholie« zum Ausdruck kamen – ein analytischer Zugang und eine Technik, die mit den in dieser Arbeit Freuds formulierten Konzepten übereinstimmen.

Zunächst möchte ich hier auf die klinische Arbeit Freuds eingehen, in der sich die interessantesten Hinweise auf das Konzept des Selbstgefühls finden, nämlich den »Rattenmann«, eine Krankengeschichte, die ich bereits im 4. Kapitel erwähnt habe. Zu Beginn der Behandlung bat Freud seinen Patienten, »alles zu sagen, was ihm durch den Kopf gehe, auch, wenn es ihm unangenehm sei, auch wenn es ihm unwichtig, nicht dazu gehörig oder unsinnig erscheine«, und sagte, es sei »ihm freigestellt, mit welchem Thema er seine Mitteilungen eröffnen wolle« (Freud 1909, S. 385). Dann heißt es:

»Er [der Patient] habe einen Freund, den er außerordentlich hochstelle. Zu dem gehe er immer, wenn ihn ein verbrecherischer Impuls plage, und frage ihn, ob er ihn als Verbrecher verachte. Der Freund halte ihn aufrecht, indem er ihm versichere, daß er ein tadelloser Mensch sei, der sich wahrscheinlich von Jugend auf gewöhnt habe, sein Leben unter solchen Gesichtspunkten zu betrachten. Einen ähnlichen Einfluß habe früher einmal ein anderer auf ihn geübt, ein Student, der 19 Jahre alt war, während er 14 oder 15 Jahre war, der Gefallen an ihm fand und sein *Selbstgefühl* [Hervorhebung G. W.] außerordentlich hob, so daß er sich als Genie vorkommen durfte. Dieser Student wurde später sein Hauslehrer und änderte dann plötzlich sein Benehmen, indem er ihn zum Trottel herabsetzte. Er merkte endlich, daß jener sich für eine seiner Schwestern interessierte und sich mit ihm nur eingelassen habe, um Zutritt ins Haus zu gewinnen. Es war dies die erste große Erschütterung seines Lebens« (ebd., S. 385).

Freud nahm diese Mitteilung offensichtlich sehr ernst. Sie war die unmittelbare Folge seiner Aufforderung an den Patienten, frei zu assoziieren, und Freud sah wahrscheinlich in dieser Erschütterung, die das Selbstgefühl des Rattenmannes erlitten hatte, einen der ursächlichen Faktoren für dessen Erkrankung. Die Tatsache, daß Freud den Rattenmann oft in einer Weise bestätigt, die der beruhigenden Versicherung des Freundes, »daß er ein tadelloser Mensch sei«, nicht unähnlich sein mag, kann als weiterer Nachweis für diese Überlegung herangezogen werden, so zum Beispiel, wenn es bei Freud heißt: »Im weiteren Gespräche mit ihm mache ich geltend, daß er sich ja logischerweise für ganz unverantwortlich für alle diese Charakterzüge erklären müsse, denn all diese verwerflichen Regungen stammten aus dem Kinderleben, entsprächen den im Unbewußten fortlebenden Abkömmlingen des Kindercharakters, und er wisse doch, daß für das Kind die ethische Verantwortlichkeit nicht gelten könne« (Freud 1909, S. 408). Oder er beschreibt, wie er »ein anerkennendes Urteil über ihn ausspreche, das ihn sichtlich erfreut« (ebd., S. 402). Mir scheint es bedeutsam, daß Freud bei seiner Arbeit mit dem Rattenmann oft die Spaltung zwischen bewußt und unbewußt, zwischen erwachsener und kindlicher Sicht, unterstreicht, um seinen Patienten von jeglicher Verantwortung und jeglichem Schuldgefühl freizusprechen. Dennoch erwähnt Freud in der Krankengeschichte in aller Deutlichkeit einen Konflikt zwischen Liebe und Haß und benennt die destruktiven Aspekte der Persönlichkeit. Einige Beispiele möchte ich wiedergeben: »Es tobt in unserem Verliebten ein Kampf zwischen Liebe und Haß, die der gleichen Person gelten« (ebd., S. 413). Oder: Es gehe um »eine prähistorisch erworbene und später latent gewordene Wut gegen den geliebten Vater« (ebd., S. 428).

Der Hinweis auf »prähistorische Kindheitsjahre« ist in diesem Zusammenhang sehr interessant, da Freud damit offensichtlich sehr frühe Gefühle meint. An einer anderen Stelle in derselben Arbeit benutzt er das Wort »archaisch«.

Dann stellt Freud die Frage, »warum die große Liebe nicht den Haß habe auslöschen können, wie man es so von gegensätzlichen Regungen gewohnt sei. Man könne nur annehmen, daß der Haß doch mit einer Quelle, einem Anlaß in einer Verbindung stehe, die ihn unzerstörbar mache« (ebd., S. 404). Die Antwort folgt etwa fünfzig Seiten später:

> »Die Liebe hat den Haß nicht auslöschen, sondern nur ins Unbewußte drängen können, und im Unbewußten kann er, gegen die Aufhebung durch die Bewußtseinswirkung geschützt, sich erhalten und selbst wachsen … Eine sehr frühzeitig, in den *prähistorischen* [Hervorhebung G. W.] Kindheitsjahren erfolgte Scheidung der beiden Gegensätze mit Verdrängung des einen Anteiles, gewöhnlich des Hasses, scheint die Bedingung dieser befremdenden Konstellation des Liebeslebens zu sein« (ebd., S. 455).

Auf der nächsten Seite folgt eine besonders bemerkenswerte Aussage:

> »Es hat daher etwa den Wert einer vorläufigen Auskunft, wenn wir sagen: in den besprochenen Fällen von unbewußtem Hasse sei die sadistische Komponente der Liebe *konstitutionell* [Hervorhebung G. W.] besonders stark entwickelt gewesen, habe darum eine vorzeitige und allzu gründliche Unterdrückung erfahren, und nun leiten sich die beobachteten Phänomene der Neurose einerseits von der durch Reaktion in die Höhe getriebenen bewußten Zärtlichkeit, anderseits von dem im Unbewußten als Haß fortwirkenden Sadismus ab« (ebd., S. 456).

Der Hinweis auf *konstitutionelle* Ursachen klingt hier wie eine Vorwegnahme des von Melanie Klein entwickelten Konzepts des primären Sadismus.

Mehr noch als in Freuds häufig in diesem Zusammenhang zitierter Arbeit »Jenseits des Lustprinzips« (1920) finden sich im »Rattenmann« Hinweise auf Haß und Destruktivität, die eine Verbindung zwischen Freuds Werk und den Arbeiten Abrahams, Kleins und vieler post-kleinianischer Analytiker herstellen. Freud sprach 1920 zum ersten Mal von Eros und Thanatos als den beiden unterschiedlichen Trieben, wobei er zum damaligen Zeitpunkt seelische Zustände vor allem unter biologischen Gesichtspunkten untersuchte; die Entropietheorie – die Tendenz der Libido, in den unbelebten Zustand, den Tod, zurückzukehren – hat in der Tat sehr wenig mit Gefühlen und Objektbeziehungen zu tun. Deshalb finde ich es auch nicht sehr überzeugend, wenn sich Melanie Klein, um die Kontinuität zwischen Freuds Theoriebildung und ihrer eigenen zu untermauern, häufig auf »Jenseits des Lustprinzips« bezieht. Meines Erachtens lassen sich die Verbindungen zwischen beiden viel eher in Freuds klinischen Schriften, insbesondere in seiner Darstellung des Rattenmannes, finden. Vor allem in den »Originalnotizen zu einem Fall von Zwangsneurose (»Rattenmann«)«, die Freuds tägliche Aufzeichnungen über den Patienten enthalten, finden sich Beispiele für die extreme Destruktivität in den unbewußten Phantasien und in den Träumen des Patienten. Einige davon möchte ich zitieren:

»Es handelt sich um ein Bild, daß ich u meine Frau im Bette liegen, zwischen uns ein todtes Kind. Er weiß die Herkunft. Als kleiner Bub (Zeit unbestimmt, vielleicht 5,6 J) lag er so zwischen Vater u Mutter u machte das Bett naß, worauf ihn Vater prügelte u hinauswarf. Das tote Kind kann ja nur Schwester Katherine sein, er muß durch ihren Tod profitirt haben. Die Szene war wie er bestätigt nach ihrem Tod« (Freud 1955, S. 545).

Die Lebendigkeit der Übertragung kommt auch in der folgenden Beschreibung sehr klar zum Ausdruck: »Seine Mimik dabei ist die eines Verzweifelten u eines der sich vor maßlosen Schlägen schützen will, [er] stützt Kopf in die Hände, läuft fort, deckt mit Arm Gesicht usw. Bestätigt daß der Vater jähzornig war u dann nicht wußte, was er that« (ebd., S. 545). Dabei scheint es sich um einen klaren Hinweis auf die Angst des Patienten vor der Bestrafung durch den Vater, dessen Kind (seiner Schwester Katherine) er den Tod gewünscht hatte und das tatsächlich gestorben war, zu handeln.

In der nächsten Sitzung des Patienten taucht Freuds Mutter auf, sie steht »verzweifelt dabei, wie alle ihre Kinder gehängt sind. Er[innert] mich an Vorhersage des Vaters, er werde ein großer Verbrecher werden« (ebd., S. 545). Nach diesem Einfall geht der Rattenmann zu einem direkten Angriff auf Freud über: Er wisse, sagt er, daß ein Bruder Freuds in Budapest einen Mord begangen habe und dafür hingerichtet worden sei. Der abgespaltene und auf Freuds Bruder projizierte Mord könnte sehr wohl mit einer Seite des Rattenmannes in Verbindung stehen, für die Freud besonders große Nachsicht aufzubringen scheint, wenn nämlich der Patient über den Suizid einer jungen Schneiderin spricht und überlegt, ob diese Tat möglicherweise die Folge seiner Rücksichtslosigkeit ihr gegenüber gewesen sei. Man könnte die Hypothese formulieren, daß Freud auch an dieser Stelle die ziemlich teilnahmslose und zynische Einstellung seines Patienten und das völlige Fehlen von Schuldgefühlen dem Umstand zuschreibt, daß diese Ereignisse zu dem Teil seiner Persönlichkeit gehörten, der »alle seine leidenschaftlichen und schlimmen Triebregungen« enthalte, die in Freuds Augen von der übrigen Persönlichkeit des Rattenmannes abgespalten sind. Auch hier scheint die Botschaft Freuds zu sein: »Sie sind für das Fehlverhalten Ihres Unbewußten nicht verantwortlich«.

Ähnlich scheint Freud den Rattenmann vor allem als Opfer der »Befehle« zu sehen, die ihm erteilt werden. Um aus Meltzers *The Kleinian Development* (Meltzer 1978, S. 59f.) zu zitieren: »Einige dieser Befehle waren in gefährlicher Weise destruktiv, zum Beispiel der Befehl, sich selbst die Kehle durchzuschneiden, oder die Anordnung, die alte Frau zu töten. Mein Eindruck«, sagt Meltzer, »ist, daß Freud (auch wenn er das nicht ausdrücklich so sagt) meinte, daß diese Befehle aus einem zutiefst unbewußten und sehr brutalen Teil der Persönlichkeit des Rattenmannes stammten und sich an eine der beiden vorbewußten Persönlichkeiten richteten, nämlich an den infantilen polimorph perversen Teil«.

Verbindungen zwischen dem »Rattenmann« und »Trauer und Melancholie«

Ich möchte jetzt einige Verbindungen zwischen dem »Rattenmann« und »Trauer und Melancholie« aufzeigen. Diese Art des Vorgehens halte ich für berechtigt, weil Freud wiederholt auf die wichtigen Verbindungen zwischen der Melancholie oder pathologischen Trauer und der Zwangsneurose hinweist (s. Freud 1917, S. 438), und auch, weil das Problem des Trauerns für die Krankengeschichte des Rattenmannes eine zentrale Bedeutung hat. Freud schreibt, daß er »die Trauer um den Vater als Hauptquelle der Krankheitsintensität anerkenne. Die Trauer hat in der Krankheit gleichsam einen pathologischen Ausdruck gefunden. Während eine normale in 1 bis 2 Jahren ihren Ablauf erreicht, ist eine *pathologische* [Hervorhebung G. W.] wie seine in ihrer Dauer unbegrenzt« (Freud 1909, S. 409).

In »Trauer und Melancholie« finden wir die Beschreibung eines melancholischen Patienten, die in gewisser Weise an den Rattenmann erinnert. »Der Kranke schildert uns sein Ich als nichtswürdig, leistungsunfähig und moralisch verwerflich, er macht sich Vorwürfe, beschimpft sich und erwartet Ausstoßung und Strafe. Er erniedrigt sich vor jedem anderen, bedauert jeden der Seinigen, daß er an seine so unwürdige Person gebunden sei« (Freud 1917, S. 431). Nun können wir den Rattenmann hören, wie er sich Freud gegenüber ganz ähnlich äußert:

> »Es kam bald dazu, daß er mich und die Meinigen in Träumen, Tagesphantasien und Einfällen aufs gröblichste und unflätigste beschimpfte, während er mir doch mit Absicht niemals etwas anderes als die größte Ehrerbietung entgegenbrachte. Sein Benehmen während der Mitteilung dieser Beschimpfungen war das eines Verzweifelten. ›Wie kommen Herr Professor dazu, sich von einem schmierigen, hergelaufenen Kerl wie ich so beschimpfen zu lassen? Sie müssen mich hinauswerfen; ich verdiene es nicht besser‹« (Freud 1909, S. 429).

Bei der Behandlung des Rattenmannes beruhigte Freud seinen Patienten oft, während er sich später in »Trauer und Melancholie« sehr ablehnend über diese Technik äußerte:

> »Es wäre wissenschaftlich wie therapeutisch gleich unfruchtbar, dem Kranken zu widersprechen, der solche Anklagen gegen sein Ich vorbringt. Er muß wohl irgendwie recht haben und etwas schildern, was sich so verhält, wie es ihm erscheint. Einige seiner Angaben müssen wir ja ohne Einschränkung sofort bestätigen. Er ist wirklich so interesselos, so unfähig zur Liebe und zur Leistung, wie er sagt. Aber das ist, wie wir wissen, sekundär, ist die Folge der inneren, uns unbekannten, der Trauer vergleichbaren Arbeit, welche sein Ich aufzehrt. In einigen äußeren Selbstanklagen scheint er uns gleichfalls recht zu haben und die Wahrheit nur schärfer zu erfassen als andere, die nicht melancholisch sind. Wenn er sich in gesteigerter Selbstkritik als kleinlichen, egoistischen, unaufrichtigen, unselbständigen Menschen schildert, der nur immer bestrebt war, die Schwächen seines Wesens zu verbergen, so mag er sich unseres Wissens der Selbsterkenntnis ziemlich angenähert haben, und wir fragen uns nur, warum man erst krank werden muß, um solcher Wahrheit zugänglich zu sein« (Freud 1917, S. 432).

Andererseits hat Meltzer (1978) darauf hingewiesen, daß Freud in dieser Arbeit eine grundlegende Frage aufwirft: Um wessen Leiden geht es eigentlich? Leidet der Patient wirklich? Freuds Antwort lautet wie folgt:

> »Hört man die mannigfachen Selbstanklagen des Melancholikers geduldig an, so kann man sich endlich des Eindruckes nicht erwehren, daß die stärksten unter ihnen zur eigenen Person oft sehr wenig passen, aber mit ge-

ringfügigen Modifikationen einer anderen Person anzupassen sind, die der Kranke liebt, geliebt hat oder lieben sollte. So oft man den Sachverhalt untersucht, bestätigt er diese Vermutung. So hat man denn den Schlüssel des Krankheitsbildes in der Hand, indem man die Selbstvorwürfe als Vorwürfe gegen ein Liebesobjekt erkennt, die von diesem weg auf das eigene Ich gewälzt sind« (Freud 1917, S. 434).

»Hat sich die Liebe zum Objekt, die nicht aufgegeben werden kann, während das Objekt selbst aufgegeben wird, in die narzißtische Identifizierung geflüchtet, so betätigt sich an diesem Ersatzobjekt der Haß, indem er es beschimpft, erniedrigt, leiden macht und an diesem Leiden eine sadistische Befriedigung gewinnt. Die unzweifelhaft genußreiche Selbstquälerei der Melancholie bedeutet ganz wie das entsprechende Phänomen der Zwangsneurose die Befriedigung von sadistischen und Haßtendenzen, die einem Objekt gelten und auf diesem Wege eine Wendung gegen die eigene Person erfahren haben. Bei beiden Affektionen [und hier zeigt sich der Bezug zum Rattenmann] pflegt es den Kranken noch zu gelingen, auf dem Umwege über die Selbstbestrafung Rache an den ursprünglichen Objekten zu nehmen und ihre Lieben durch Vermittlung des Krankseins zu quälen, nachdem sie sich in die Krankheit begeben haben, um ihnen ihre Feindseligkeit nicht direkt zeigen zu müssen« (ebd., S. 438).

Es ist schwer vorstellbar, daß Freud es zu dieser Zeit noch hilfreich gefunden haben könnte, den Rattenmann durch ein »anerkennendes Urteil« oder die Bemerkung, er sei in keiner Weise für die Angriffe auf seine Objekte verantwortlich, zu beruhigen. Auch wenn Freud in »Trauer und Melancholie« vor allem von äußeren Objekten spricht, ist doch zu merken, daß er kurz davor ist, die später als Strukturtheorie (Freud 1923) bekannt gewordenen Überlegungen zu formulieren. Was Freud über den Melancholiker sagt, läßt bereits die Identifizierung mit *inneren* Objekten, die einen *inneren* Raum einnehmen, anklingen. Das zeigt sich besonders deutlich in Freuds schönem Satz: »Der Schatten des Objekts fiel so auf das Ich« (Freud 1917, S. 435), mit dem er diese Form der Identifizierung beschreibt.

In Karl Abrahams Werk, das insbesondere Freuds Auseinandersetzung mit der Manie weiterführt, findet sich ein unmißverständlicher Hinweis auf innere Objekte; es läßt sich auch zeigen, daß nach Abrahams Auffassung Patienten, die voller Selbstvorwürfe sind und ihr Gefühl der Unzulänglichkeit deutlich zu erkennen geben, »liebesunfähig« (1912) sind. Er geht davon aus, daß diese Patienten immer mit beschädigten inneren Objekten (1924) identifiziert sind – in seiner klinischen Technik geht es deshalb nicht um Beruhigung, sondern darum, die innere Welt so instand zu setzen, daß es möglich wird, sich mit einem geliebten Objekt zu identifizieren, statt an der Identifizierung mit einem entwerteten und gehaßten Objekt festzuhalten. Ein Beispiel bei Abraham ist besonders wichtig im Zusammenhang mit Freuds Bemerkung über den »Schatten des Objekts«, der auf das Ich fiel. Abraham beschreibt einen Patienten, der seine geliebte Mutter sehr stark hatte introjizieren können. In diesem Zusammenhang bezieht er sich auf Freuds Arbeit von 1917 und sagt: »Seine Bemerkung ... brauchen wir nur ins Gegenteil zu verkehren. In dem soeben geschilderten Fall hat sich nicht der Schatten, sondern der strahlende Glanz der geliebten Mutter dem Ich des Sohnes mitgeteilt« (Abraham [1924] 1982, S. 53). Melanie Klein wurde nicht nur durch Freuds Theorien, sondern auch stark durch Abrahams Denken beeinflußt. Ihre Theorie der frühen Entwicklung, besonders ihre Überlegungen zum *primären Sadismus* und zum *Neid*, die sie jeweils nicht einfach als eine Reaktion auf äußere Frustrationen oder »narzißtische Verletzungen« auffaßt, stellt ein viel klareres Bezugssystem für die Veränderungen der Technik dar, die Freud in »Trauer und Melancholie« vertreten hat. In dieser Arbeit bezeichnet Freud ein Vorgehen, das den Patienten beruhigen und von Verantwortung freisprechen will, als »wissenschaftlich wie therapeutisch gleich unfruchtbar«. Es könnte sich dabei, wie ich schon weiter oben erwähnt habe, um eine retrospektiv selbstkritische Einschätzung der Technik handeln, die er früher bei Patienten wie dem Rattenmann angewandt hatte. Ausgehend von Kleins Theorie würde diese Art des Vorgehens dem Patienten die Einsicht in *seinen* eigenen Beitrag zur Beschaffenheit seiner inneren Welt vorenthalten und damit auch die Hoffnung, sie verändern zu können. (Im Fall des Rattenmannes zeichnet sich in der Tat nicht viel Hoffnungsvolles ab.) Für Klein vollzieht sich dieser Veränderungsprozeß, indem nach und nach die inneren Objekte von den Angriffen der destruktiven Teile der Persönlichkeit verschont werden, was durch das Arbeitsbündnis unterstützt wird. In *Neid und Dankbarkeit* sagt Klein: »Auf diese Weise wird ein gutes Objekt errichtet, welches das Selbst liebt und beschützt und vom Selbst geliebt und beschützt wird. Dies schafft die Grundlage für das Vertrauen in das eigene Gutsein« (Klein [1957] 2000, S. 301). Meines Erachtens erhellt dieses Zitat viel von der Verbindung, die zwischen dem Selbstgefühl und dem Gefühl für das Objekt besteht.

Klinisches Material

Ich möchte diese theoretischen Ausführungen durch ein klinisches Beispiel ergänzen. Es geht um eine Patientin, deren schlechtes Selbstwertgefühl eindeutig ihr schlechtes »Objektgefühl« widerspiegelt. Ingrid war Ende dreißig und hatte zwei jugendliche Töchter. Anfangs sah ich Ingrid zweimal wöchentlich, später kam sie dreimal. Auch ihre Töchter wurden im Tavistock Clinic Adolescent Department behandelt. Ingrid fehlte die Verinnerlichung eines guten geliebten Objekts, in dessen »strahlendem Glanz« sie sich selbst hätte sehen können, was sich anhand ihrer Krankengeschichte gut nachvollziehen läßt. Zu Beginn der Behandlung beschrieb die Patientin ihr Gefühl, »nie zu wissen, wo ihr Zuhause ist«, was sie für höchst zweifelhafte Angebote eines »Zuhauses« empfänglich gemacht und dazu geführt hatte, daß sie sich innerlich wie äußerlich auf Verbindungen einließ, in denen sie mißhandelt wurde. Sehr labile Objektbeziehungen, die durch sehr entwertende und feindselige Gefühle gekennzeichnet waren, veranlaßten Ingrid, mit eigenen Selbstanteilen, die oft sehr destruktiv waren, eine »narzißtische Objektbeziehung« (Rosenfeld 1971) herzustellen. Diese narzißtische Organisation hatte wiederum zu einer Labilisierung ihrer Objektbeziehungen geführt, so daß ein Circulus vitiosus entstanden war.

Ingrids Eltern, beide aus Norwegen stammend, waren während ihrer Kindheit wegen der beruflichen Tätigkeit des Vaters oft auf Reisen. Die Patientin beschrieb ihre Mutter als »außerordentlich schön, aber eiskalt« und ihren Vater als einen kultivierten Mann und leidenschaftlichen Kunstliebhaber und -kenner. Einen großen Teil ihrer frühen Kindheit verbrachte Ingrid fern von ihren Eltern. In ihrem dritten oder vierten Lebensmonat war sie mehrere Wochen von ihnen getrennt, einige Monate lang wurde sie von einem Kindermädchen betreut; mit sechs Jahren wurde sie in eine Internatsschule geschickt. Nach ihr wurden zwei Schwestern geboren, eine, als sie vier war, die andere, als sie neun war und bereits im Internat; sie weiß, daß sie während ihrer Internatszeit einnäßte, kann sich aber nicht daran erinnern, geweint zu haben; sie hätte es früh gelernt, sich nichts anmerken zu lassen und Haltung, eine »stiff upper lip«, zu bewahren.

Die Patientin hatte ihre beiden halbwüchsigen Töchter in unserer Klinik angemeldet, weil sie mit beiden, wie sie sagte, große Schwierigkeiten hatte; die Mädchen würden ihre Autorität überhaupt nicht anerkennen und ihr viel Verachtung entgegenbringen. Zu dieser Zeit war Ingrid bereits seit mehreren Jahren vom Vater ihrer Töchter geschieden. Bei den Erstgesprächen wurde deutlich, daß eine Therapie beider Töchter nur Sinn machte, wenn sich auch die Mutter helfen lassen würde, weil sie ihre Töchter zu ihrer verächtlichen Haltung ihr gegenüber offensichtlich regelrecht einlud. Die masochistischen Charakterzüge der Patientin zeigten sich bei den Aufnahmegesprächen, die nicht bei mir stattgefunden hatten, ganz klar.

In einer der ersten Sitzungen erzählte mir Ingrid, sie wäre »auf Scheitern spezialisiert«. Sie war im Studium schlecht zurechtgekommen und wußte, daß ihre Eltern sehr von ihr enttäuscht waren; als sie angefangen hatte, ein Musikinstrument zu lernen, den Unterricht aber wieder aufgegeben hatte, war das für ihr Gefühl ein direkter Angriff auf ihren Vater und seine Liebe zur Musik. Vielleicht wäre noch wichtig zu erwähnen, wie diese Abbrüche zustande kamen. Als sie achtzehn war und die Osterferien mit ihren Eltern verbrachte, unternahm Ingrid einen schweren Suizidversuch mit Barbituraten; sie wurde zunächst ins Krankenhaus gebracht und dann für zwei Monate in eine psychiatrische Pflegeeinrichtung überwiesen. Danach nahm Ingrid für mehrere Jahre keine Ausbildung mehr auf. Als sie Anfang dreißig war, schrieb sie sich an der Universität ein und wollte Archäologie studieren, gab aber nach einem Jahr wieder auf. Sie erzählte mir, daß sie ihren Tutor ganz hoffnungslos und ratlos gemacht hätte, und sie schilderte nicht ohne Triumph die vielen vergeblichen Versuche, die dieser Tutor und einige ihrer Freunde unternommen hätten, um sie dazu zu bewegen, ihr Studium wieder aufzunehmen.

Ingrid hatte ihren ersten Mann, einen Engländer, in Norwegen kennengelernt und war dann nach der Heirat mit ihm nach England gezogen. Sie erzählte mir, daß er, und andere Männer nach ihm, sie ziemlich brutal behandelt hätten, aber möglicherweise hätte sie das auch irgendwie herausgefordert. »Ich bin wie einer dieser Hunde, die sich auf den Rücken legen und getreten werden wollen«, sagte sie. Ingrid hatte, bevor sie zu mir kam, bereits zwei Therapieversuche gemacht und beschrieb mir nicht ohne Befriedigung in der Stimme, wie kläglich beide gescheitert wären und wie abrupt sie jeweils die Behandlung abgebrochen hätte. Unserer Arbeit räumte Ingrid auch keine besseren Aussichten ein, was kaum überraschen kann. In einer der ersten Sitzungen sagte sie zu mir: »Falls ich genug Widerstand aufbringen kann, werden Sie keine Chance haben, wenn ich es mir in den Kopf gesetzt habe, mich nicht von der Stelle zu rühren.«

Während die Hartnäckigkeit der »narzißtischen Organisation« (Steiner 1987) unüberhörbar war, waren ihre Objektbeziehungen eher wenig stabil, was sich darin zeigte, daß Ingrid die Beziehung zu mir als sehr unsicher erlebte. Als sie nach einer ersten Wochenendunterbrechung zu ihrer dritten Sitzung kam – ich sah sie damals noch zweimal in der Woche –, ging ihre Uhr fünf Minuten vor, so daß sie dachte, ich käme zu spät. Als ich in der Rezeption anrief und mit der Sitzung beginnen wollte, war Ingrid im Begriff, schon wieder zu gehen, weil sie gedacht hatte, ich hätte unseren Termin vergessen. Am Anfang der Behandlung sagte sie mir auch, sie fürchte, ich könnte plötzlich etwas völlig Unvorhersehbares tun, zum Beispiel ganz woanders sitzen oder mit einer ganz anderen Stimme sprechen. Für den Beginn unserer Arbeit war es deshalb kennzeichnend, daß Ingrid ihre Unsicherheit in mich projizierte. Sie war manchmal gewissermaßen nur »halb anwesend«, wenn sie zum Beispiel auf der Couch lag und während eines Teils der Stunde den einen Fuß auf dem Boden, den anderen auf der Couch hatte.

In dieser Anfangszeit warf mir Ingrid oft vor, ihr das Gefühl vorzuenthalten, »etwas Besonderes« zu sein, worin ihre beiden vorherigen Therapeuten sie noch bestärkt hätten. Im Traum war sie zum Beispiel ein Erzbischof, genauer gesagt war sie angezogen wie ein Erzbischof. Sie predigte in einer Kirche, hatte sich aber den Talar so übergeworfen, daß er hinten offenstand und ihre eigenen Kleider darunter zu sehen waren. Jemand, der in der Kirche hinter ihr saß – was den Vergleich mit mir nahelegte, die hinter ihr saß, während sie auf der Couch lag –, konnte sehen, daß alles »nur eine Maskerade« (ihre eigenen Worte) war.

Es freute Ingrid, wenn ich etwas, was sie mir erzählte, mit Material aus einer vorausgegangenen Sitzung in Verbindung bringen konnte oder wenn ich mir die Namen ihrer zahlreichen Familienmitglieder gemerkt hatte. Aber Bemerkungen wie: »Ich empfinde eine Art kalten Respekts vor Ihrem brillanten Gedächtnis, vor Ihrer außerordentlichen Fähigkeit, sich etwas zu merken; wenn ich etwas menschlicher wäre, wäre ich Ihnen für Ihre unglaubliche Aufmerksamkeit sogar sehr dankbar«, konnten ihre Freude sehr trüben. Diese Mitteilung ist im Zusammenhang mit dem Thema dieses Kapitels sehr wichtig, denn Ingrid hatte es schwer, ihre Anerkennung für mich in der Übertragung tolerieren zu können, also die »Wertschätzung ihres Objekts« zu tolerieren, was durch ihr mangelhaftes Selbstwertgefühl widergespiegelt zu werden schien: »Wenn ich etwas menschlicher wäre«.

In diese Bemerkung waren aber auch Neidgefühle eingegangen, sie schienen sogar eine besonders große Rolle zu spielen. Es gab einige Anzeichen dafür, daß Ingrids Schwierigkeiten, Unterstützung und Hilfe anzunehmen, oft auf eine Mischung aus Eifersucht und Neid zurückzuführen waren, was in einem Traum deutlich wurde, auf den wir später oft als den »Gouda-Traum« zurückkamen:

> Ingrid saß an einem Tisch, rechts neben ihr saß eine Frau, die ihr ein köstliches Stück Goudakäse anbot. Sie aß es. Ingrid dachte, die Frau hätte den Käse selbst gemacht, erfuhr aber, daß er in einer Fabrik hergestellt worden war, die dieser Frau zusammen mit ihrem Mann gehörte, der im Traum links von Ingrid saß. Sie erinnerte sich, daß es ihr an dieser Stelle im Traum fürchterlich übel geworden war.

Ich fragte mich, warum sie den Käse erst gemocht und dann so heftig abgelehnt hatte und warum es ihr übel geworden war, als sie erfuhr, daß der Ehemann im Traum etwas mit der Herstellung des Käses, des guten Goudas, zu tun gehabt hatte.

Mir schien, daß die Verdrehung (good/gut – Gouda) eher auf meinen italienischen Akzent anspielen, ihn vielleicht sogar karikieren sollte (Ingrid war sich sicher, daß ich einen italienischen Akzent hatte). Ingrid stimmte meiner Deutung zu und erinnerte sich an einen alten Werbespruch »Drinka pinta milka«, der eine Parodie auf einen italienischen Akzent sein sollte. Kurz vor der ersten Sommerpause zeigten sich in ihren Träumen und in der Übertragungsbeziehung noch deutlichere Angriffe auf »das Paar«; in einem dieser Träume sah Ingrid ein kleines Mädchen, das weinte und brüllte: »Mama soll nicht fortgehen«. Die Mutter war eine Prostituierte und wollte mit einem reichen Araber in ein Bordell gehen; es ist nicht gerade wahrscheinlich, daß Ingrid von einem »inneren« Paar dieser Art in der Sommerpause viel Hilfe und Unterstützung hätte erwarten können. Ein anderer Traum, den sie unmittelbar vor der Sommerpause hatte und der mich sehr beunruhigte, drehte sich um ihre Töchter, die zunehmend deutlicher in der Behandlung Teile von Ingrid repräsentierten. (In der äußeren Realität hatte sich die Beziehung zu den beiden deutlich verbessert, nicht nur, weil sich bei Ingrid etwas verändert hatte, sondern auch, weil ihre Töchter von ihren Psychotherapien profitieren konnten.)

Im Traum ging Ingrid entlang der Themse an den Wharves spazieren und sah plötzlich beide Mädchen im Wasser. Sie hatte vor allem Solveig, die Jüngere, vor Augen: Sie war von einem »unbeschreiblich ekelhaften Dreck« überzogen; ihre Haut glänzte vor Öl, im Wasser schwamm Abfall, »wahrscheinlich Scheiße«. Ingrid rief den beiden Mädchen zu, sie sollten rauskommen, konnte aber Ulla, die Ältere, schlecht sehen. Ingrids Kommentar war lediglich: »Es ist nicht gut für euch, wenn ihr in dieser Dreckbrühe schwimmt«. Sie versuchte, die Jüngere, die näher am Ufer war, aus dem Wasser zu ziehen. Solveig griff nach der Hand ihrer Mutter, ließ sich dann aber wieder ins Wasser zurückgleiten und »spielte den Clown«. Als das Mädchen ganz laut lachte, konnte Ingrid ihr in den Mund sehen und bemerkte, daß ihre Kehle innen mit einer »schrecklich fettigen Substanz« bedeckt war. Dann rief Ingrid: »Schluck vor allem nicht dieses Wasser«, aber Ulla winkte Solveig, sie solle zu ihr kommen. Ingrid merkte im Traum, wieviel Angst sie hatte, und wachte vor Schreck auf.

Wahrscheinlich war es dieses Element der Angst im Traum, das uns beide hoffen ließ, das etwas in ihr mit diesem Teil kämpfen wollte, der im Traum durch die beiden Mädchen dargestellt war, die buchstäblich die Hand auslachten, die sich ihnen hilfreich entgegenstreckte. Meines Erachtens läßt sich noch eine weitere Unterscheidung vornehmen und vermuten, daß das jüngere der Mädchen einen besser erreichbaren kindlichen Teil Ingrids darstellte, der nach Rosenfeld (1971) unter der tyrannischen Herrschaft eines destruktiven Teils stand, der im Traum möglicherweise durch die ältere Tochter repräsentiert war, die Solveig zurück ins schmutzige Wasser lockte.

Das Bedürfnis, etwas schlechtzumachen, regte sich bei Ingrid besonders stark, wenn ihr etwas Schönes begegnete; dieses Bedürfnis kam ihrer Fähigkeit, sich an etwas Schönem zu freuen, in vielerlei Situationen in die Quere. Nachdem sie wieder angefangen hatte, Konzerte zu besuchen – was sie schon vor langer Zeit aufgegeben hatte –, erzählte sie mir, daß sie während eines Symphoniekonzertes plötzlich von dem Impuls erfaßt wurde, aufzustehen und laut zu brüllen. Sie fragte sich, wie die anderen Zuhörer der Versuchung widerstehen konnten, zu schreien oder zu rufen oder irgendwelche Geräusche zu machen, die den anderen im Saal die Freude an etwas so Schönem verderben würden; aber es war offensichtlich wichtig, daß Ingrid mir von dieser Phantasie erzählen konnte, statt sie in die Tat umzusetzen und dann mit Gewalt aus der Queen Elizabeth Hall hinausgeworfen zu werden. (Das Konzert wurde übrigens von Claudio Abbado geleitet, dem italienischen Dirigenten.)

Es ließen sich natürlich in der zweijährigen Behandlung dieser Patientin viele Fäden aufgreifen, aber ich möchte mich auf das Problem des Selbstwertgefühls und der Wertschätzung des Objekts konzentrieren und einen Punkt aus der Behandlung herausgreifen, an dem sich ahnen ließ, daß Ingrid bestimmte Aspekte dieser narzißtischen Organisation aufgeben konnte. Das Material stammt aus der Zeit nach unserer zweiten Sommerpause. Ingrid hatte das Angebot ausgeschlagen, ihre Ferien mit Leuten zu verbringen, von denen sie wußte, daß sie sehr gegen die Analyse eingestellt waren. Sie erzählte mir, daß sie kurz vor Wiederbeginn der Behandlung im September in einem Traum mit einer Gruppe von »Freunden« zusammen war, als sie plötzlich ein Kind weinen hörte. Sie war die Treppe hinaufgerannt und hatte das Baby, ein kleines Mädchen, in den Arm genommen. Das Baby hatte aufgehört zu weinen, aber Ingrid konnte sehen, daß seine Lippen immer noch zitterten. Sie hatte große Angst, daß das kleine Mädchen wieder anfangen könnte zu weinen, und legte es ganz, ganz behutsam wieder zurück in sein Bettchen, wobei sie sah, daß die Lippen des Mädchens zitterten, es also wahrscheinlich bald wieder zu weinen begänne. Die zitternden Lippen beeindruckten mich besonders, weil sie an Ingrids »stiff upper lip« in ihrer Kindheit erinnerten, wenn sie sich nichts anmerken ließ. In anderen Träumen nach diesen Ferien ging es aber nicht nur um abhängige weinende Babys. Zum Beispiel träumte sie von einer Explosion in einem italienischen Dorf, bei der eine alte schöne Villa beschädigt wurde. Ingrid sagte, die Explosion erinnere sie an die giftigen Dämpfe in Seveso, einem Dorf, in dem viele Menschen unter solch giftigen Dämpfen zu Schaden gekommen waren, und sie fügte hinzu, wie sehr es sie betroffen gemacht hätte, daß diese Dämpfe sehr gefährlich, aber unsichtbar seien. In ihren Assoziationen ging es um Erinnerungen an ihren »Schrecken«, als sie gehört hatte, daß eine Überschwemmung in Florenz einige der Kunstschätze in den Uffizien zerstört hatte.

Ich möchte dieses Kapitel mit einem Traum abschließen, den Ingrid während einer Weihnachtspause hatte; er zeigte Ansätze einer depressiven Angst, so daß dieser Traum für mich weniger beunruhigend war als der mit dem Dreckwasser. Zu Beginn der Sitzung hatte Ingrid bemerkt, daß meine Stimme sich anhöre, als sei ich erkältet (was zutraf). Als ich sie fragte, ob sie meine, mir ginge es so schlecht, daß ich unseren Termin nicht einhalten könnte, sagte sie, das sei nach ihrer Erinnerung nur einmal vorgekommen, ich müßte wahrscheinlich schon sehr krank sein, bevor ich die Sitzungen mit meinen Patienten absagen würde.

> Im Traum ging es um ihre Mutter, die in der letzten Zeit öfters in ihren Träumen aufgetaucht war. Sie gingen zusammen am Strand entlang, und die Mutter begleitete Ingrid zu einem Platz, an dem sie vielleicht eine Tasche wiederfinden könnte, die sie verlegt hatte. Dazu fiel Ingrid eine Tasche ein, die ihre Mutter benutzt hatte, als sie noch ein Kind war. Die Mutter selbst trug einen schweren Koffer, über dessen Inhalt Ingrid nichts wußte; dann rutschte ihre Mutter an einer schlüpfrigen Uferstelle aus. Es war Ebbe, und die Kleidung ihrer Mutter war schlammbedeckt; an dieser Stelle entschloß sich Ingrid, ihrer Mutter beim Tragen des schweren Koffers zu helfen. Sie war sehr erleichtert, als es anfing zu regnen und der Regen den Schlamm von ihrer Mutter wieder abwusch; es gefiel ihr auch, wie »warm sich der Regen auf ihrem eigenen Gesicht anfühlte«.

Dieser Traum schien mir ganz verschiedene Deutungen zu enthalten. Zum Beispiel war der schwere Koffer wahrscheinlich eine Anspielung auf Ingrids Unzufriedenheit, weil sie vor kurzem angefangen hatte, wieder ganztags zu arbeiten, während sie zuvor von nicht selbst verdientem Geld gelebt hatte, und außerdem von der Unterstützung ihres ersten Mannes. Auch wenn sie das Gefühl hatte, daß ich wahrscheinlich einen schweren Koffer zu tragen hätte, war sie nicht sehr darauf erpicht, sich mit meiner, wie sie es nannte, »engagierten Lebensweise« zu identifizieren. Ich hielt es auch für möglich, daß der Regen im Traum etwas mit Tränen zu tun haben könnte, und dabei dachte ich nicht nur an Tränen des Selbstmitleids, sondern auch an Tränen, die die Anfänge einer depressiven Angst zeigten.

Aber diese Restaurierungsarbeit befand sich noch in einem frühen Stadium – ähnlich vielleicht der Situation, wenn die beschädigten Gemälde aus den Uffizien zunächst vom Schlamm befreit werden müssen. Es stand noch viel Arbeit an, bevor »der Schatten des Objekts, der auf das Ich fiel«, ersetzt werden konnte durch den »strahlenden Glanz des Objekts, der auf das Ich scheint«.

Kapitel 6 | Über den Verinnerlichungsprozeß

Nun möchte ich mich mit einigen Aspekten des Verinnerlichungsprozesses beschäftigen und dazu zunächst die ersten beiden Jahre meiner Arbeit mit David schildern, einem Achtzehnjährigen, der sich selbst bei der Tavistock Clinic angemeldet hatte. David war schwer behindert zur Welt gekommen, es fehlten ihm beide Arme unterhalb der Ellbogen; erst zwei Jahre nach Behandlungsbeginn war es ihm möglich, sich nicht mehr mit seinen Blicken an mir festklammern zu müssen; erst dann konnte er sich auch auf die Couch legen. Die Darstellung der Entwicklung unserer Beziehung in den ersten beiden Jahren läßt das Thema dieses Kapitels deutlich werden: den Beginn der Verinnerlichung eines »Objekts …, welches das Selbst liebt und beschützt« (Klein [1957] 2000, S. 301), die nach Klein eine Voraussetzung für innere Stärke ist. Darüber hinaus scheint es mir wichtig, darauf hinzuweisen, daß David sich – trotz der schweren Deprivationen in seiner Lebensgeschichte – deutlich von Martin unterscheidet, dem wir im 3. Kapitel begegnet sind.

David

David meldete sich selbst in der Beratungsstelle für Jugendliche an der Tavistock Clinic an. Er wußte, daß eine Beratung höchstens vier Sitzungen umfassen würde. Er sagte am Telefon, daß ein Lehrer an seinem College ihm den Rat gegeben hätte, sich an uns zu wenden, weil er meinte, David hätte vielleicht Probleme, bei denen ihm Beratungsgespräche weiterhelfen könnten. Seine Behinderung erwähnte David bei diesem Anruf nicht, und er wiederholte im Gespräch mit mir in der ersten Sitzung, daß er eigentlich nicht recht wüßte, warum er sich zu diesem Termin bei uns entschlossen hätte; es wäre die Idee seines Tutors gewesen. Es war sein erstes Jahr am College, und das Leben dort gefiel ihm sehr; er nahm an einem Grundkurs in Kunst teil. Er beschrieb mir ausführlich seine Arbeit und sein Malen, ohne auch nur ein einziges Problem anzusprechen.

David konnte gut formulieren, wirkte sehr selbstsicher und vermittelte mir das Gefühl, ich sollte ihm besser keine Fragen stellen. Dieser gutaussehende Junge, der mich mit seinen Augen regelrecht festhielt, saß mir mit übereinandergeschlagenen Beinen gegenüber, seine Armstümpfe hatte er hinter die Rückenlehne der Couch gestreckt, an seinem Gürtel war ein Walkman befestigt, die dazugehörigen Ohrstöpsel hingen um seinen Hals; er war ein lebhafter, engagierter Jugendlicher, der mir von seiner Liebe zur Malerei erzählte. Ab und zu wischte er sich über die Stirn und strich – mit einer ganz natürlich wirkenden Bewegung – mit seinem rechten Stumpf die Haare zurück; es wirkte, als streiche er sich mit der Hand durch die Haare. Ich erinnere mich, daß ich ganz irritiert war und dachte, womöglich würde David bis zum Ende der Sitzung seine Behinderung überhaupt nicht erwähnen; ich weiß auch noch, daß ich das Gefühl hatte, mir selbst fehlten die Worte.

Als ich David im Verlauf dieser ersten Sitzung fragte, ob seine Behinderung ihm beim Malen irgendwelche Probleme bereite, lächelte er etwas herablassend, als wolle er sagen: »Also das mal wieder«, und antwortete mit einer winzigen Verärgerung in der Stimme, als hätte ich etwas ganz Irrelevantes erwähnt. »Sie meinen die fehlenden Teile? So pflege ich sie zu nennen. Es wird Sie überraschen zu hören«, sagte er nicht ohne Stolz, »wieviel ich mit dem bißchen, das ich habe, machen kann.« Dann erzählte er mir, daß er mit seinem Fahrrad, das mit Rücktrittbremsen ausgestattet war, überallhin fahren könne, daß er schwimmen, kochen, abwaschen, sich anziehen, sogar sein Hemd zuknöpfen könne und seine Einkäufe erledigte. Er nahm einen Kugelschreiber und zeigte mir, wie er einen Pinsel unter seinem Uhrenarmband befestigte und mit seinem »Finger« führte (so nannte er ein ypsilonförmiges Anhängsel an seinem rechten Ellbogen). Er erzählte mir auch, daß er seit Jahren Kampfsport betreibe und einen braunen Gürtel in Karate habe. Daß David sich gerade diesen Kampfsport ausgesucht hatte, erstaunte mich noch mehr, als er mir, auch noch während dieser ersten Sitzung, erzählte, daß er eine Fußprothese hätte, weil er mit Klumpfüßen zur Welt gekommen war; ein Fuß mußte amputiert werden, als er zwölf war. Als er mir im Gang vor meinem Zimmer entgegengekommen war, waren mir ein leichtes Hinken und sein etwas wiegender Gang aufgefallen, aber seine Füße, versteckt in einem Paar modischer Turnschuhe, sahen völlig normal aus.

Als ich ihn fragte, ob er als Kind oft lange im Krankenhaus gewesen sei, erzählte er mir, als sei es nichts Besonderes, daß er viele Male an dem später amputierten Fuß operiert worden sei. Seine Mutter wäre »manchmal, aber nicht immer« ins Krankenhaus mitgekommen. Er konnte sich ganz deutlich an eine Szene erinnern, bei der seine Mutter nicht dabei war, er müsse vier oder fünf gewesen sein. Damals hatte er eine Schwester, die ihm zur Operationsvorbereitung eine Spritze geben wollte, übel in die Hand gebissen; er lachte. Er erzählte mir, daß er sowieso daran gewöhnt war, seine Mutter nicht um sich zu haben; er hätte fast sieben Jahre im Kinderheim verbracht.

In der zweiten Sitzung erfuhr ich mehr über Davids Geschichte. Seinen Vater hatte er nie kennengelernt, er war schon zu Beginn der Schwangerschaft seiner Mutter verschwunden, und David wußte nur, daß der Vater inzwischen im Ausland lebe. Seine Mutter war bei seiner Geburt sehr jung, erst neunzehn, und lebte noch bei ihrer eigenen Mutter. Man hatte ihm erzählt, seine Großmutter sei nicht bereit gewesen, sich um ihn zu kümmern, als er sechs Monate alt war und seine Mutter wieder anfing zu arbeiten. »Deshalb,« sagte er leichthin, »kam ich zum ersten Mal ins Kinderheim.« Er konnte sich daran überhaupt nicht erinnern, dagegen gut an das zweite und dritte Heim. Er wußte auch noch, daß seine Mutter ihn meistens am Wochenende besuchte und manchmal auch den Tag über zur Großmutter mitnahm – aber nicht oft, vielleicht an den Geburtstagen.

Auffällig in der zweiten Sitzung war, wie genau David die Farbe des Mantels beschrieb, den seine Mutter meistens bei ihren Besuchen im Kinderheim trug; er war pfirsich- oder aprikosenfarbig. Er konnte sich noch gut an die Farbe erinnern, und als er halb die Augen schloß, hatte ich den Eindruck, daß er die Farbe wirklich *sehen* konnte, während er mir davon erzählte. In mir wurde das Bild eines kleinen Jungen wach, der, als seine Mutter ihm den Rücken zuwandte und wieder wegging, mit den Blicken an ihrem Mantel hing und sich an diesem Bild festhielt, vielleicht so, wie Kleinkinder sich am Rockschoß ihrer Mütter festzuhalten pflegen.

David erzählte mir auch, daß er wieder bei seiner Mutter lebte, als sie ihre erste eigene Sozialwohnung bezog; damals war er sieben Jahre alt. Seine Mutter hatte geheiratet, als er zwölf war, und David hatte inzwischen einen Halbbruder, Colin, der jetzt sechs Jahre alt war. »Er hat zwei Füße und zwei Hände«, sagte er, ohne daß ich ihn etwas gefragt hatte.

In der dritten Sitzung sagte David, er hätte meine Bemerkung über die vielen »fehlenden Teile« in seinem Leben sehr interessant gefunden. Er hätte sich nie viel Gedanken gemacht über die sieben Jahre im Kinderheim, und vielleicht gäbe es noch viel mehr, über das man mal nachdenken müßte. Könnte er auch länger kommen, nicht nur für vier Sitzungen? Ich erklärte ihm, daß man die Beratungsstelle höchstens viermal in Anspruch nehmen könne, daß er sich aber selbst am Adolescent Department anmelden könne, wenn er das wolle. Ich sagte ihm auch, ich würde ihm einen bei mir frei werdenden Platz anbieten, falls er sich anmelden sollte. Zunächst kam David einmal in der Woche, ab dem zweiten Behandlungsjahr dreimal wöchentlich. Die Behandlung dauerte fast sechs Jahre. Ich bin aber bis heute überzeugt, daß David sich zunächst nur an der Tavistock Clinic anmelden konnte, weil er wußte, daß das Beratungsangebot maximal vier Sitzungen umfaßte, was ihm einen sicheren Rahmen bot. Weder er noch ich konnten sich bei unserer ersten Begegnung vorstellen, daß wir so lange zusammenarbeiten würden.

Schon bald nach Beginn des ersten Behandlungsjahres brachte David ein Bild von sich als Baby mit in die Sitzung. Er muß damals vier oder fünf Monate alt gewesen sein, ein sehr schönes Baby auf dem Schoß seiner sehr schönen, sehr jungen Mutter. Rückblickend meine ich, daß er das Bild mitbrachte, um in der Übertragung seinen Wunsch zum Ausdruck zu bringen, daß ich mit ihm zusammen so tun sollte, als hätte es nie ein Kinderheim gegeben; es war wie ein Foto aus einem Familienalbum. Auf dem Bild sah es aus, als umarme David seine Mutter, weil seine Stümpfe unter ihrer Strickjacke verborgen waren; das Gesicht seiner Mutter wirkte furchtbar traurig.

Ich habe schon beschrieben, wie David in der ersten Beratungssitzung seine Stümpfe hinter der Rückenlehne der Couch verbarg, was er noch viele Male so machen sollte. Es schien für ihn die bequemste Haltung zu sein, in der er wie ein völlig normaler Jugendlicher wirkte, so wie das Baby auf dem Foto wie ein völlig normales Baby aussah. Aber ich dachte, daß Davids Mutter, als das Foto gemacht wurde, vielleicht schon wußte, daß sie sich von ihrem Baby würde trennen müssen. Vielleicht war es ein

Foto, das sie sich ansehen konnte, nachdem er ins Heim gegeben worden war; vielleicht konnte sie ihn auch nur ansehen, wenn seine Stümpfe versteckt waren. Wie immer es in der Realität gewesen sein mag, das Bild einer Mutter, die seine Behinderung nicht sehen möchte, sollte mir als eines der inneren Objekte Davids sehr vertraut werden.

Für mein Gefühl bat er mich auch lange darum, so zu tun, als gäbe es seine Behinderung und die vielen »fehlenden Teile« seines Körpers und seines Lebens nicht oder als hätten sie, wenn es sie schon gab, zumindest nichts zu bedeuten. David kam bei jedem Wetter mit dem Fahrrad zu seinen Sitzungen und legte dabei jedesmal sechs Meilen zurück; er ging zweimal in der Woche zum Karatetraining und erzählte mir, daß er hoffe, bald den schwarzen Gürtel erwerben zu können. In dem ungezwungenen Ton, den ich schon aus unserer ersten Begegnung kannte, erzählte er mir, daß er ein Verhältnis mit einer Frau habe, die neunzehn Jahre älter sei als er, genauso alt wie seine Mutter. Entsprechend unterschiedlich war meine Gegenübertragung, je nachdem, ob David beispielsweise über seine Leistungen sprach, wie sehr auch immer sie zur Abwehr von Gefühlen der Hilflosigkeit dienen mochten, oder aber in eine Verfassung geriet, die von massiven projektiven Identifizierungen gekennzeichnet war. Wenn David sich in eine geborgte Identität zurückzog, hatte ich das Gefühl, keinen Kontakt mehr zu ihm herstellen zu können und erlebte ihn als ausgesprochen schwer erreichbar. Er konnte mir den Schmerz darüber, daß er niemals sein Objekt selbst festhalten konnte, wahrscheinlich nur mitteilen, indem er dieses Gefühl höchst nachhaltig in mir hervorrief. Ich hatte das Gefühl, es mit einem Bild zu tun zu haben, und den wirklichen David nur schwer oder fast gar nicht erreichen zu können.

Es ließ sich ein flüchtiger Kontakt zwischen uns herstellen, der aber leicht wieder verlorenging. Davids Hauptforderung an mich schien nicht zu sein, daß ich seine Bedürfnisse erfassen sollte, ich sollte vielmehr seine Fähigkeit bewundern, daß er seine Bedürfnisse verleugnen konnte. Eines der ersten Gedichte, die er mir brachte, und eines der vielen, die dann in seiner Akte aufbewahrt werden sollten, lautete:

Ich renne, renne weg von mir jetzt,
Von meiner Rolle in der Realität,
Und werde der Junge aus dem Märchen,
Der das Schwert aus dem Felsen zog,
Einen Riesen vom Thron warf,
Eine Prinzessin furchtlos eroberte
Und den dunklen Himmel wieder hell machte.

Dieses Gedicht scheint eine gewisse Einsicht in sein »Weg von der Rolle der Realität« zu enthalten, in seine Flucht in die projektive Identifizierung, die seine Behinderung vollständig ausblendete: Er war ein Junge ohne Hände, »der das Schwert aus dem Felsen zog«.

Davids Übertragung auf mich war anfangs sehr erotisiert. In seiner ersten Therapiestunde fragte er mich, ob es wahr sei, daß »Patienten sich immer in ihre Analytiker verlieben würden«; er hatte so etwas in der Sonntagsbeilage einer Zeitung gelesen. Wenn er von seinen eindrucksvollen Leistungen berichtete, hatte seine Stimme oft einen sehr verführerischen Klang. Seine sexuelle Beziehung zu der älteren Frau, Sonja, wirkte wie das Ausagieren ödipaler Phantasien. Sonja war verheiratet und hatte ein heimliches Verhältnis mit David. Er war überzeugt, daß ich verheiratet sei, was aber kein großes Hindernis darstellte, wie uns ein Traum zeigte. Ungefähr drei Monate nach Behandlungsbeginn träumte David, daß er mich zu Hause besuchte. Im Traum lebte ich in einem wunderschönen Haus in Richmond, an dem reichen Hügel (rich mound/mountain), dem reichen Ort, an dem die reichen Leute leben, wie David sagte. Eigentlich sollte eine Therapiesitzung stattfinden, aber er fragte mich, ob er mich küssen dürfe, und ich willigte ein. Ich hatte einen seidenen Morgenrock an, es fühlte sich alles sehr intim an. Dann kam mein Mann mit unseren beiden Kindern nach Hause. David sagte mir, wo ich mich verstekken sollte, und ich gehorchte. Dann sprach er mit meinem Mann und erklärte ihm, daß wir gerade eine Sitzung hätten und er eigentlich niemand aus meiner Familie treffen sollte, da er ein Patient sei. Mein Mann ging stillschweigend mit den Kindern nach oben.

Man kann in dem Vater in diesem Traum wohl kaum eine väterliche Figur sehen. Er wirkt eher wie ein folgsames Kind, das mit einer etwas lahmen Begründung aus dem elterlichen Schlafzimmer geschickt wird.

David hatte im Traum vollständig die Identität meines Mannes übernommen. Dieser Traum war ein sehr eindrucksvolles Beispiel für eine projektive Identifizierung, eine Abwehrform, auf die David noch sehr angewiesen war. Mir wurde allmählich sehr klar, daß sein verführerisches Verhalten und seine Phantasien, sich durch Küsse oder Verkehr eines mütterliches Objekts zu bemächtigen, nicht nur als die Wiederbelebung lebhafter ödipaler Phantasien eines Jugendlichen zu verstehen waren, sondern auch als massive Abwehr gegen seine Angst, sich nicht auf eine innere Mutter, geschweige denn auf zuverlässige innere Eltern, verlassen zu können. In einer der anfänglichen Beratungssitzungen hatte David von einem wiederkehrenden Traum berichtet, den er als Kind oft hatte: Er saß auf dem Schoß seiner Mutter, rutschte ab und konnte sich nicht festhalten; nichts sprach dafür, daß seine Mutter ihn ihrerseits festgehalten hätte.

Mir war klar, daß David mein Angebot, die Frequenz der Sitzungen zu erhöhen, fälschlicherweise als Beweis nehmen könnte, mich erfolgreich verführt zu haben. Gleichzeitig hatte ich das Gefühl, daß es mit nur einer Wochenstunde nicht möglich sein würde, ihm dabei zu helfen, seine defensive erotisierte Übertragung und die ganze damit einhergehende Erregung aufzugeben. Ich entschied mich also, dieses Risiko einzugehen, und David kam dann, nachdem er zunächst mit seiner Einwilligung gezögert hatte, dreimal in der Woche. Es ist sicher kein Zufall, daß er sich zu diesem Zeitpunkt aus der sexuellen Beziehung mit Sonja völlig zurückzog. Aber David sagte auch sehr offen, daß er sich Sorgen mache, ob er sich vielleicht zu sehr an seine Sitzungen gewöhne, wenn er häufiger käme. Es berührte ihn sehr, als ich ihm sagte, daß ich seine Bedürfnisse sehr ernst nehmen müßte, weil er für mein Gefühl noch nicht über innere Eltern verfüge, die diese Funktion hätten übernehmen können.

Kurz nachdem wir die Frequenz der Sitzungen erhöht hatten, berichtete David einen Traum, der zeigte, daß seine Omnipotenzgefühle eher noch zugenommen hatten. Am Wochenende vor dem Traum hatte David einen Freund, Kevin, besucht, der mit seinen Eltern auf einem Bauernhof lebte. In Davids Traum hatte Kevins Vater ihn gefragt, ob er als sein Partner bei ihm anfangen wolle. Oder, anders gesagt, er hatte ihm angeboten, Miteigentümer des Hofes zu werden. (Zufällig hatte sich dieser Bauernhof darauf spezialisiert, Molkereiprodukte herzustellen.) Bei dem Besuch am Wochenende hatte sich Kevins Vater anscheinend sehr anerkennend über Davids Leistungen geäußert. David war etwas verlegen, als er mir den Traum erzählte, weil er inzwischen eine besonders ausgeprägte omnipotente Identifizierung auch selbst erkennen konnte. Er fügte hinzu, daß ich ihm wahrscheinlich sagen würde, er strebe eine Partnerschaft mit Mister Tavistock an; es fiel ihm nicht schwer, einen Zusammenhang zwischen diesem Traum und dem Mehr an Zeit, das ich ihm eingeräumt hatte, herzustellen.

Obwohl es unzählige Schwankungen gab und seine Abwehr sich glücklicherweise nur allmählich lockerte, wurden Behandlungspausen erst nach der Erhöhung der Frequenz, die wir zu Beginn des zweiten Behandlungsjahres vorgenommen hatten, schwierig für David. Sie konfrontierten uns mit alptraumartigen Objekten, der Quintessenz eines anwesenden Verfolgers, der an die Stelle des abwesenden Objekts tritt (Bion 1962). Während der zweiten Sommerpause schrieb David ein Gedicht über einen Vater, der die Quelle all seines Unglücks sei: ein grimmiges Gegenstück zu dem gutgläubigen Vater aus dem Richmond-Traum. In der ersten Stunde nach der Ferienunterbrechung gab er mir das Gedicht, um es in seine Akte zu heften:

Ich habe meinen sanften Vater nie gekannt,
Aber wenn ich ins Wasser blicke, sehe ich sein Gesicht.
Lauf, bis du ans Tageslicht kommst,
Denn er kommt mit Liebe,
Er kommt mit Messern.
Eine Million Finger durchdringen das Dunkel,
Laserstrahlen kommen von überall her,
Laserstrahlen scheinen leise.
Der Mann kommt mit Messern,
Er wird dir deine Liebe nehmen und dein Leben.
Hol ihn weg.
Laß mich bei der Frau bleiben.

Als ich dieses Gedicht sah, hatte ich in der Gegenübertragung das Gefühl, es nicht nur mit dem genitalen Verlangen und den Ängsten eines Teenagers zu tun zu haben, sondern mit viel archaischeren Gefühlen.

Während in Davids Wahrnehmung die väterliche Funktion ein »grausamer Einschnitt« in unsere Beziehung war (der Vater tauchte nicht auf, um die Verbindung zur Mutter herzustellen, sondern um sie zu unterbinden), wurden in der Übertragung die Vorwürfe gegen die Großmutter mütterlicherseits lebendig, die, wie man ihm erzählt hatte, seine Mutter gezwungen hätte, sich von ihm zu trennen, als er noch ein Baby war; das galt auch für den Groll auf den Vater, der die Mutter ohne Unterstützung zurückgelassen und so zu Davids Trennung von ihr beigetragen hatte. Dazu paßte, daß David in dieser Zeit von dem Chirurgen träumte, der seinen Fuß amputiert hatte. Er sah einem Psychiater sehr ähnlich, der ungefähr in meinem Alter war und dem David vor kurzem am Adolescent Department begegnet war; in Davids Phantasie war dieser Psychiater mein Mann.

Es ist verständlich, daß David sich so massiv in die projektive Identifizierung geflüchtet hatte, da es in seiner inneren Welt so sehr an einem Bild hilfreicher Eltern zu mangeln schien. Die väterliche Figur war sehr feindselig und die mütterliche sehr schwach. Ich bin sicher, daß sein Bedürfnis, mich zu verführen, zu unterhalten und zu blenden, zumindest teilweise die Züge einer manischen Wiedergutmachung hatte: So sollte das mütterliche Objekt lebendig gemacht und erregt werden. Ich erinnere mich an ein Lied, das David für eine junge Freundin geschrieben und in eine Sitzung mitgebracht hatte: »Ich werde dich zum Lachen bringen, ich werde dich zum Weinen bringen, die Zeit wird dir verfliegen«; meines Erachtens galt dieses Lied auch einem sich leer anfühlenden inneren Objekt. Auf einer sehr frühkindlichen Ebene mußte David mir beweisen, daß er kein Kind sein würde, das mir zu schwer und zu traurig wäre, das ich nicht würde tragen können. Vor Beginn der Behandlung hatte er ein Gedicht geschrieben, das ein klares Bild vermittelte von einer Mutter, die den Anblick der Schmerzen ihres Kindes nicht ertragen kann:

> Sag ade und weine nicht,
> sonst wird sie sterben wollen.
> Schlaf jetzt ein und lege dich schwer *auf dein eigenes Herz.*
> [Hervorhebung G. W.]

Als ich dieses Gedicht las, sah ich deutlich David als kleinen Jungen vor mir, der sich, ohne zu weinen, von seiner Mutter verabschiedete, wenn sie ihn nach ihren Besuchen im Kinderheim wieder verließ und er sich mit den Augen an ihrem aprikosen- oder pfirsichfarbenen Mantel festhielt.

David erzählte mir von der Erinnerung an einen Besuch seiner Mutter im Kinderheim; er hatte damals die Beine geschient, und die Mutter hatte zu ihm gesagt: »Ich kann dich nicht hochheben, du bist mir zu schwer«. Er sprach auch von einem seiner Freunde, Robert, der auch behindert und immer sehr depressiv war: »Robert ist so schwer, jeder würde unter ihm zusammenbrechen«. Dann träumte er, wie er mir von zwei Gedichtzeilen Khalil Gibrans erzählte, die ihn sehr beeindruckt hatten: »Je tiefer der Schmerz dir in die Seele schneidet, desto mehr Raum hat sie für Freude«. Aber dann war im Traum ein Freund von ihm, Mark, ein Diskjockey, aufgetaucht, hatte ihn unterbrochen und gesagt: »Hör auf, so schwerwiegend daherzureden«.

Seine innere Mutter konnte also mit ihrem behinderten Kind nur zurechtkommen, wenn es seine Stümpfe unter ihrer Strickjacke versteckte. Ich habe viele Fotos von Davids Gemälden gesehen; immer wieder taucht in ihnen eine Frau im Profil auf, die sich abwendet. Die Mutter, die ihn nicht ansehen möchte oder nur, wenn sie ihren »Wunderknaben« zu sehen bekommt, bildete das Gegenstück zu dem Vater mit dem »grausamen Einschnitt«. David hatte mir schon zu Beginn der Behandlung erzählt, daß er schon als sehr kleiner Junge gelernt hatte, auf seinem Fahrrad *ohne Stützräder* zu fahren, für mich ein sehr plastisches Bild für seinen Versuch, seine »Fahrt« durchs Leben ohne Hilfe der Eltern zu bewältigen. Als ich vertrauter wurde mit der Beschaffenheit seiner inneren Welt und die Charaktere, die seine Seelenlandschaft bevölkerten, besser kannte, fand ich es nur noch verständlicher, daß David eine so massive Abwehr gegen Abhängigkeitsgefühle entwickelt hatte.

Die projektive Identifizierung aufzugeben war sowohl für David wie für mich ein langer und schmerzhafter Prozeß. Völlig vergessene Erinnerungen an seine Jahre in den verschiedenen Kinderheimen tauchten auf; sie gingen einher mit einer immensen Bitterkeit und schweren Vorwürfen, die sich nicht nur gegen den Vater des »grausamen Einschnitts« richteten und gegen die Großmutter, die ihn nicht haben wollte, sondern auch gegen die Mutter, der es vielleicht lieber gewesen wäre, wenn er erst gar nicht geboren worden wäre. Manchmal war er auch mir gegenüber voller Bitterkeit und beschwerte sich über meine »Greenwich mean time«, mein

Festhalten an Terminen, meine Gemeinheit (meanness). Er fühlte sich ausgeschlossen, besonders an den Wochenenden, die ich in seiner Phantasie mit meinem Psychiater-Ehemann und meinen intakten Kindern verbrachte. Er kam montags, mittwochs und donnerstags und brachte einmal in eine Montagssitzung ein Gedicht mit, das er am Wochenende geschrieben hatte. Die ersten Zeilen lauteten: »Vermissen Sie mich, wenn am Nachmittag die Kinder zu Ihnen sagen, ›ich liebe dich‹?«; es war ein vergleichsweise eher zurückhaltendes Gedicht.

Nicht nur einmal tauchte in seinen Träumen eine ziemlich hexenartige Figur auf: Es war die Stationsschwester aus dem Krankenhaus, in dem er als Kind so oft war und in dem sein Fuß amputiert wurde, als er zwölf Jahre alt war. Ihr Vorname war Jane, und David wies mich selbst auf die große Ähnlichkeit zu meinem Vornamen hin. In einem seiner Träume hatte ihn Schwester Lambert (er nannte sie bei ihrem Nachnamen) von einem Treffen ausgeschlossen, das Ex-Patienten im Krankenhaus veranstaltet hatten; es sollte nur für Contergan-Kinder sein. Die Ursache für Davids Behinderung war in der Tat unbekannt; er war kein Contergan-Kind. Ihm stand also noch nicht einmal die Kompensation zu, die für diese »bevorzugte« Patientenkategorie reserviert war. Seine Bitterkeit und sein Groll waren überwältigend und viel ausgeprägter noch als seine Trauer; eine Zeitlang beherrschten sie die Übertragungsbeziehung völlig. David weinte niemals während der Stunden und erzählte mir ganz stolz, daß er sich nicht erinnern könne, wann er zum letzten Mal geweint habe. Aber ein Traum half ihm, sich zu erinnern. Im Traum ging es um eine Katze, Fluffy, die er als Kind sehr gemocht hatte, und im Traum war Fluffy wieder lebendig. Er konnte sich nur an diesen kleinen Ausschnitt erinnern. Aber es fiel ihm ein, daß er, als Fluffy getötet wurde, zum letzten Mal geweint hatte. Er war damals dreizehn Jahre alt; die Katze war auf die Straße gelaufen und von einem Auto überfahren worden. Sie war verletzt, aber nicht tot. Aber ein Passant hatte sie aufgehoben und gegen eine Mauer geschleudert, »um sie von ihrem Elend zu erlösen«. David konnte sich noch gut erinnern, daß der Mann zu seiner Rechtfertigung genau diese Worte gebraucht hatte. Er selbst war überzeugt, daß Fluffy überlebt hätte, wenn er sie zum Tierarzt hätte bringen können; »sie hätte vielleicht höchstens ein bißchen gelahmt«, sagte er. In derselben Sitzung sagte er, seine Mutter hätte sicher eine Abtreibung vornehmen lassen, wenn sie vor seiner Geburt etwas von seiner Behinderung gewußt hätte; er könnte letztlich von Glück sagen, daß er nicht »von seinem Elend erlöst« wurde, weil er gehört und gelesen hatte, daß viele behinderte Kinder »zufällig« unmittelbar nach der Geburt sterben würden. Es klang sehr sarkastisch, als er »zufällig« sagte.

Ein äußeres Ereignis stürzte ihn in einen großen Konflikt zwischen seinem Mißtrauen und seinem aufkeimenden Vertrauen mir gegenüber. David hatte sich mit einem Mann aus der Erwachsenenabteilung unterhalten, dem er öfters im Aufzug begegnet war. Diesem Mann hatte man eine zeitlich begrenzte Therapie (30 Sitzungen) angeboten, die demnächst zu Ende gehen sollte. Er legte David nahe, mich zu fragen, welche Begrenzung ich insgeheim im Sinn hätte, weil er überzeugt war, daß es auch bei David nur eine zeitlich begrenzte Therapie sein könnte; so würde nun mal in diesem Haus gearbeitet. Für David war das gleichbedeutend mit der Aussicht, daß seine Beziehung zu mir abrupt abgebrochen und er abgetrieben würde. Als er mir in der Mittwochssitzung von dieser Begegnung erzählte, die am Montag stattgefunden hatte, war er sehr erregt. Er hatte zwei Nächte schlecht geschlafen und hätte mich fast angerufen, um herauszufinden, ob das zutreffe, was er gehört hatte. Er konnte es nicht wirklich glauben. Auch wenn er nach wie vor empfänglich war für die Einflüsterungen eines inneren und äußeren Saboteurs, fand ich es bedeutsam, daß er sich selbst, schon bevor er zu seiner Sitzung kam, gefragt hatte, ob diese Behauptung wohl zuträfe; daran war zu erkennen, daß sich die Qualität seines inneren Objekts verändert hatte. Vielleicht war ich doch nicht so völlig unzuverlässig und so wenig vertrauenswürdig. Vielleicht drohte ihm doch nicht ein plötzlicher Abbruch, ein Verlassenwerden, ein Abrutschen vom Schoß der Mutter oder die Erfahrung, sich nicht an ihr festhalten zu können. Sie erinnern sich vielleicht, daß in dem wiederkehrenden Traum, von dem mir David fast beiläufig in den ersten Sitzungen erzählt hatte, nichts darauf hingedeutet hatte, daß die *Mutter ihn* festgehalten hätte.

Ich möchte jetzt einen Traum schildern, der darauf hinzuweisen schien, daß sich die Beschaffenheit von Davids innerem Objekt verändert hatte. Im Traum ging es um eine gewachsene Fähigkeit des Objekts, ihn zu halten und in sich aufzunehmen. Der Traum stand in engem Zusammenhang mit dem »Vertrauensakt«, der darin zum Ausdruck kam, daß er mich mit seinen Augen loslassen konnte; denn kurz nachdem er mir den Traum erzählt hatte, sagte er, er wolle einen Versuch mit der Couch wagen. Ich hatte ihm diese Veränderung des Settings schon ein Jahr zuvor vorgeschlagen, als er angefangen hatte, dreimal in der Woche zu mir zu kommen, und hatte den Vorschlag noch oft wiederholt.

> David träumte, daß das Haus, in dem er als Kind mit der Mutter gelebt hatte, zum Verkauf stand. Er hatte es besichtigt, es sah überwältigend schön aus, wie ein stattliches Haus (nicht so wie das wirkliche Haus, sagte er). David wußte, daß er niemals in der Lage sein würde, es zu kaufen. Ein ganz reicher Mann wollte es kaufen. Das Haus mußte dringend renoviert werden, und der Mann wollte sich darum kümmern. David ging hinaus in den Garten, der auch ganz wunderschön aussah. Dort sah er seine Mutter. Er fing an zu weinen. Die Mutter legte ihm ganz zärtlich einen Arm um die Schultern, und er lehnte seinen Kopf an ihre Schulter.

David weinte fast in der Sitzung, als er mir den Traum erzählte. Er schien sich auch sicher, daß er im Traum geweint hatte, weil er selbst gern der reiche Mann gewesen wäre, der das Haus kaufen konnte. Ich denke, daß es in diesem Traum tatsächlich um den Schmerz geht, der zum Aufgeben der Omnipotenz und der Kontrolle über das Objekt gehört. Der Traum scheint außerdem das Aufgeben der manischen Wiedergutmachung zu zeigen, weil es die Vaterfigur ist, der »reiche Mann«, der die Mittel hat, um das schöne Haus/die Mutter wieder in Ordnung zu bringen. Erst als David in den Garten hinausgeht und die projektive Identifizierung hinter sich läßt, die in dem Traum von dem »Richmond-Haus« eine so zentrale Rolle gespielt hatte, kann er die tröstende Mutter finden, die ihm den Arm um die Schultern legt. Ich fühlte mich ihm in dieser Sitzung sehr nahe und konnte unmittelbar spüren, wie schmerzhaft es für ihn war, soviel aufgeben zu müssen, aber auch wie erleichternd. Ich konnte mich nur zu gut daran erinnern, wie stark ich das Gefühl gehabt hatte, ihm kein wirkliches Containment anbieten zu können, solange er der »Märchenjunge« war.

Kurz nach dieser Sitzung begann David die Couch zu benutzen. Erst nachdem es ihm möglich geworden war, ein Objekt zu verinnerlichen, das *ihn* halten konnte, war er in der Lage, mich als ein äußeres Objekt nicht mehr mit seinen Blicken festhalten zu müssen. Ich möchte kurz auf die erste Sitzung eingehen, in der David sich auf die Couch legte; er war damals seit zwei Jahren in Behandlung. Er erzählte mir, daß er gedacht hatte, er würde auf der Couch nur ein Kissen zur Verfügung haben, deshalb hätte er versucht, sich zu Hause anzugewöhnen, nur mit einem Kissen zu schlafen. Er erklärte mir, daß er schon seit Jahren mit zwei Kissen schlafe, die nebeneinander liegen müßten; er hatte es gern, wenn er seinen Kopf vom einen zum anderen wenden konnte. Als er mir das erzählte, hatte ich sehr klar einen Säugling vor Augen, den die Mutter sicher auf dem Schoß hält, während er seinen Kopf von der einen Brust zur anderen wendet; mir schienen die beiden Kissen auch David vor dem Fallen sichern zu sollen, wovor er besonders viel Angst hatte. Vielleicht war allmählich, wie der eben beschriebene Traum nahezulegen scheint, ein gewisses Vertrauen in ein inneres Objekt entstanden, das David das Gefühl gab, gehalten zu werden. In derselben Sitzung erzählte mir David, daß er am Tag zuvor in seiner Malklasse Streit gehabt hätte, »eher eine Diskussion«. Es ging darum, ob man eher nach einem Modell oder aus der Vorstellung malen solle; David war sehr in Fahrt geraten. Er hatte zu Nicholas, dem Jungen, der lieber nicht nach einem äußeren Modell malen wollte, gesagt, wenn man nach der Vorstellung male, »lande man bei lauter Stereotypen«; deshalb bevorzuge er das Malen nach einem Modell.

Auf dem Heimweg aus dem College war ihm aufgegangen, daß eine solche Diskussion einen Tag, bevor er anfangen wollte, sich auf die Couch zu legen und mich mit den Augen loszulassen, doch sehr interessant sei. Er meinte selbst, und ich hielt das für eine sehr zutreffende Deutung, es könnte wie die Diskussion zwischen zwei Seiten in ihm gewesen sein. Es hörte sich an wie der Konflikt zwischen einem Teil von ihm, der jetzt »loslassen« konnte, und einem anderen voller Beklommenheit, der beherrscht war von dem Geist der alten und wiederkehrenden, verfolgenden Bilder – »die Männer mit den Messern«, das Profil der Frau mit dem abgewandten Kopf –: »Stereotype«, wie David sie nannte, die auch in seinen Träumen, seinen Gedichten und seinen Bildern aufgetaucht waren. Es erübrigt sich fast zu sagen, daß sich die Verfolgungsängste natürlich noch oft meldeten und auch die Flucht in die projektive Identifizierung noch nicht der Vergangenheit angehörte. Die sich anschließenden Monate und Jahre folgten keiner linearen Entwicklung, und es gab noch unzählige Rückschläge und schwierige Abschnitte.

Ich habe dieses Stück aus einer langen Behandlung ausgewählt, weil ich einen Prozeß beschreiben wollte, in dessen Verlauf das wiederholte Containment von Verfolgungsängsten dazu führte, daß die Verinnerlichung eines wohlwollenden und vertrauenswürdigen Objekts *beginnen* konnte. Das Problem, ein äußeres Objekt loszulassen, wurde durch Davids besondere Beeinträchtigung offensichtlich noch erschwert. Seine Schwierigkeit, den visuellen Zugriff aufzugeben, ist verständlich, wenn man bedenkt, daß ihm von Geburt an wahrscheinlich nur dieser Weg *jederzeit* offenstand, um ein äußeres Objekt festzuhalten. Es ist auch bedeutsam, daß sich eine seiner frühen Erinnerungen auf einen sehr lebendigen *visuellen* Eindruck bezieht, die Aprikosen-/Pfirsichfarbe des Mantels seiner Mutter. Auch Davids Liebe zur Malerei und seine Empfänglichkeit für Schönheit (in seinen Träumen ging es oft um schöne Häuser) sprechen für die Wichtigkeit, die optische Eindrücke und visuelle Erfahrungen für ihn hatten.

In diesem Kapitel haben wir, gewissermaßen in Zeitlupe, einen Prozeß verfolgt, der, wenn auch nur in einigen Aspekten, untypisch ist. David mußte erst die anfängliche Verinnerlichung eines containenden Objekts durchlaufen, ehe er ein äußeres Objekt loslassen konnte, was alles in allem kein untypischer Vorgang ist. Es gibt reichlich Anhaltspunkte dafür, daß eine Sequenz dieser Art zur kindlichen Entwicklung gehört, was sowohl Beobachtungen wie klinische Erfahrungen zeigen. Ein Kind läßt beim Laufenlernen mit der einen Hand erst los, wenn es mit der anderen ein verläßliches Objekt zum Festhalten ergriffen hat. Etwas Ähnliches läßt sich meines Erachtens beim Übergang von äußeren zu inneren Objekten beobachten. Die Möglichkeit, ein äußeres Objekt loszulassen, ohne dabei große Angst oder eine die weitere Entwicklung beeinträchtigende Abwehr entwickeln zu müssen, folgt auf die Verinnerlichung, oder zumindest den *Beginn* der Verinnerlichung eines verläßlichen inneren Objekts.

Kapitel 7 | »Schlechte Esser«

Die Frage, warum Abhängigkeitsbeziehungen nicht zugelassen werden, möchte ich zunächst im Zusammenhang mit der »Säuglingsbeobachtung« untersuchen. Dieses besondere Verfahren zur Erforschung der kindlichen Entwicklung wurde 1948 durch Esther Bick (Bick 1964) in das Curriculum der Ausbildung von Kinderpsychotherapeuten an der Tavistock Clinic eingeführt. Ich möchte die Methode der Säuglingsbeobachtung kurz vorstellen und dann einige Beispiele aus Beobachtungssituationen wiedergeben. Dabei geht es mir vor allem um die Beobachtung »schlechter Esser«; die Gründe hierfür werde ich später nennen.

Die Studenten erhalten die Aufgabe, ein Kind von der Geburt an bis zum Alter von zwei Jahren einmal wöchentlich und immer am selben Wochentag eine Stunde lang zu beobachten. Die Eltern sollen ihnen nicht bereits aus anderen Zusammenhängen bekannt sein. Zu einem ersten Kontakt mit beiden Eltern kommt es kurz vor der Geburt des Kindes, wenn der Student oder die Studentin die Eltern um ihr Einverständnis bitten, die Entwicklung ihres Kindes im Rahmen seiner oder ihrer Ausbildung beobachten zu dürfen. Die Beobachter übernehmen dabei eine Rolle der Nichteinmischung, die für die Eltern in der Regel nach dem ersten Treffen immer klarer wird. Wir hoffen, daß sich mögliche Erwartungen der Eltern, einen Experten im Haus zu haben, der sie beraten könnte, oder auch ihre Ängste vor einer Beurteilung nach und nach durch die Einstellung und das Verhalten des jeweiligen Beobachters auflösen oder zerstreuen lassen. Sehr oft wächst das Interesse der Eltern an den Einzelheiten der Entwicklung ihres Kindes noch durch die Aufmerksamkeit und die regelmäßige Anwesenheit eines Beobachters. Die Beobachter sind wiederum oft beeindruckt, wie sich die Fähigkeit der Eltern zu einer genauen Beobachtung nach und nach verbessert, wenn ihnen berichtet wird, was sich in der Zwischenzeit ereignet hat; dabei achten manche Eltern mehr darauf, was ihre Babys *tun*, während andere ihre Aufmerksamkeit eher dem widmen, was ihre Kinder *empfinden*.

Als ich mir die Frage stellte, mit welcher Art von Säuglingen ich mich in diesem Kapitel beschäftigen wollte, war ich zunächst unsicher, aber dann fiel mir als erstes ein Baby namens Jeremy ein, dem von Geburt an die Beziehung zu seiner Mutter und ihrer Brust offensichtlich sehr wichtig war. Jeremy fand zunächst in seiner Umwelt keine besonders ausgeprägte Unterstützung. Mrs. Jones, seine Mutter, hatte anfangs wenig Hoffnung, eine befriedigende Stillbeziehung aufbauen zu können. Nachdem ihr das bei ihrem ersten Kind nicht gelungen war, machte sie bei Jeremy zunächst nur einen halbherzigen Versuch, ihn zu stillen. Aber Jeremy war ein eifriges Kind, das immer ganz bei der Sache war, was dazu beitrug, einen wechselweise benignen Prozeß in Gang zu setzen. Mrs. Jones nahm ihre Brust beim Stillen nicht selbst in die Hand, so daß es Jeremy schon früh selbst überlassen war, die Brustwarze zu finden, was er aber mit großer Entschiedenheit tat. Beim Trinken blickte er seiner Mutter in die Augen, oft unterbrach er das Saugen und strahlte sie an mit einem Mund, der weiß und voller Milch war, nur um sich dann schnurstracks wieder der Warze zu bemächtigen. Das heißt nicht, daß ich die Interaktion dieses Stillpaares zu überschwenglich wiedergeben oder Jeremy als »perfektes Baby« darstellen möchte, das unempfindlich wäre für gemischtere Gefühle oder irgendwelche Ängste. Das war keineswegs der Fall. Was sich aber trotz aller Schwankungen und Rückschläge beobachten *ließ*, war eine Interaktion, bei der ein »guter Esser« es seiner Mutter leicht machte, ihm wahrscheinlich – so gut sie konnte – ihr Bestes zu geben, was ihr auf vielen Ebenen zu einem größeren Zutrauen in den Wert und die Qualität dessen, was sie zu geben hatte, verhalf. Alle, die in einem helfenden Beruf tätig sind, machen irgendwann bei ihrer Tätigkeit die erfreuliche Erfahrung, daß das, was sie anzubieten haben, geschätzt und gewürdigt wird; es läßt einen in der Regel zur Höchstform auflaufen.

Es wäre ein leichtes, eine Reihe von Beispielen auszuwählen, die mit Jeremy, dem guten Esser, beginnen könnte und sich mit Patienten, die sehr daran interessiert sind, Einsichten zu gewinnen, und wissensdurstigen Studenten fortsetzen ließe; für beide wäre Jeremy ein Beispiel, nur fragte ich mich, wozu diese Übung gut sein sollte. Wahrscheinlich ist es sinnvoller, sich mit den Schwierigkeiten auseinanderzusetzen, in die man gerät, wenn man seine Arbeit trotz der einem entgegengebrachten Entwertung und Ablehnung gut machen möchte. Ich habe mich deshalb für die Beobachtung eines »schlechten Essers« entschieden und möchte untersuchen, wie sich dessen Verhalten auf seine Mutter auswirkte. Ausgehend von diesen Überlegungen habe ich die Beobachtung eines Babys namens Robert ausgewählt. Dabei soll es nur um einzelne Sequenzen beim Füttern aus Roberts erstem Lebensjahr gehen, weil seine Ernährung vom Tag seiner Geburt an eine schwierige und angespannte Aufgabe zu sein schien. Da die Beobachtungen oft dann stattfanden, wenn Roberts Vater bei der Arbeit war, wird der Vater, wie dem Leser auffallen wird, in diesen Aufzeichnungen fast nie erwähnt.

Robert

Schon beim ersten Besuch hatte die Mutter, noch vor Roberts Geburt, der Beobachterin mitgeteilt, daß sie ihrem Baby die Flasche geben würde. Ihre Entscheidung, ihn nicht zu stillen, wurde nicht begründet, und die Beobachterin forschte auch nicht nach, weil sie diese Frage viel zu aufdringlich gefunden hätte. Als wir dieses erste Treffen im Seminar diskutierten, hatten wir den Eindruck, daß Mrs. Smith ein sehr geringes Selbstvertrauen hatte. Ich weiß noch, daß ich dachte: »Hoffentlich bekommt sie ein Baby wie Jeremy, das ihr helfen kann«. Dem war leider nicht so.

Ich möchte jetzt die Aufzeichnungen der Beobachterin (LG) verwenden.

Der Vater rief LG am Tag von Roberts Geburt an und lud sie ein, die Familie im Krankenhaus zu besuchen. Sie sah Robert zum ersten Mal, als er dreizehn Stunden alt war, und notierte sich:

> Robert lag in einem Babybettchen, das neben dem Bett der Mutter stand. Die Mutter sagte, er hätte seit der Geburt um zwei Uhr morgens nichts zu trinken gehabt. Um neun Uhr hätte er etwas Wasser bekommen, das er aber nicht mochte. Dann brachte man der Mutter um vierzehn Uhr eine Flasche für ihn, aber Robert »wußte nicht, was er mit dem Nuckel anfangen sollte; da muß er sich erst dran gewöhnen« (so die Worte der Mutter). Eine Schwester gab ihm die Flasche, aber er spuckte das meiste wieder aus. »Aber«, sagte die Mutter, »er hat seinen Daumen gefunden und daran genuckelt, also *muß* er hungrig sein«.

Wir erfuhren später, daß Robert buchstäblich mit dem Daumen im Mund zur Welt gekommen war; Mrs. Smith bat die Beobachterin, in zwei Tagen wiederzukommen, dann würde sie Robert hoffentlich wach erleben. Ich zitiere jetzt aus der zweiten Beobachtung. Robert ist inzwischen zwei Tage alt.

> Zuerst schlief er und streckte sich ein bißchen, auf der Stirn hatte er eine tiefe Falte, ein Stück der Unterlippe hatte er in den Mund gezogen, als *sauge er das Fleisch ein*. Dann fing er ganz schlimm an zu weinen, bei jedem Ausatmen kam ein Wimmern und danach ein kleines zittriges Einatmen. Seine Zunge sah aus wie ein kleiner Hügel in seinem Mund.

Nun zur dritten Beobachtung, als Robert eine Woche alt war und immer noch im Krankenhaus:

> Die Mutter erzählte mir, daß es sehr schwierig war, ihm die Flasche zu geben; ein Kinderarzt wurde gerufen, der eine spezielle Betreuung empfahl und Robert in ein Wärmezimmer bringen ließ. Dort sei es brüllend heiß, sagte die Mutter, sie hätte angefangen zu heulen, als sie ihn sah, mit einem Schlauch in der Nase, der an seiner Wange festgeklebt war. Man sagte ihr, daß es ihm immer wieder gelungen sei, sich den Schlauch aus der Nase zu ziehen, und berichtete ihr auch, daß er nur mit der Sonde gefüttert werden konnte. Nur so ließ sich erreichen, daß er die Nahrung bei sich behielt. Sie sollte in Abständen wieder versuchen, ihn zu füttern.

Schon als Mrs. Smith sagte, »Robert weiß nicht, was er mit dem Nuckel anfangen soll«, konnte man hören, daß sie sich ziemlich ratlos fühlte und schnell dazu neigte, aufzugeben und ihn der Schwester zu überlassen. Die drei Tage, an denen ihr Baby mit der Sonde ernährt werden mußte, ließen ihren ohnehin begrenzten Vorrat an Hoffnung noch beträchtlich schwinden. Mrs. Smith wurde an einem Freitag entlassen, und Robert blieb noch für weitere zehn Tage im Krankenhaus. Seine Mutter besuchte ihn dort, sooft sie konnte und versuchte, ihm die Flasche zu geben, sie kam aber nicht zu jeder Mahlzeit. Obwohl Robert erst entlassen wurde, als sich das Trinken aus der Flasche hinreichend eingespielt hatte und er »außer Gefahr« schien, erfuhr die Beobachterin bei ihrem ersten Hausbesuch, daß Robert in der Nacht zuvor »zwei Stunden gebraucht hätte, um eine Flasche zu leeren, und angefangen hätte zu weinen, als der Vater nach Hause kam und dann den ganzen Abend geweint hätte. Der Vater hätte gesagt, er wisse gar nicht, warum er überhaupt nach Hause gekommen wäre«.

Ich zitiere nun von einem Besuch, als Robert zehn Wochen alt war.

> Die Mutter war dabei, das Bad zu putzen, und unterbrach ihre Arbeit nicht; ich betrachtete Robert, der auf der Seite lag und schlief. Dabei machte er mit dem Mund ein paar Saugbewegungen, hörte wieder auf, saugte wieder ein bißchen weiter, hörte wieder auf, die Zunge hatte er zwischen den Lippen, so daß er eigentlich *an seiner Zunge saugte*.

Ein Muster, das bereits bei der zweiten Beobachtung zu sehen war, ist erhalten geblieben: Es scheint Robert zu beruhigen, wenn er an der Innenseite seines Mundes oder an seiner Zunge saugt oder sich seinem Daumen zuwendet. Bei der zwanzigsten Beobachtung, als Robert fünf Monate alt ist, spielt Daumenlutschen eine besonders große Rolle:

> Robert saß auf dem Schoß seiner Mutter und saugte viel am Daumen. Dann wurde er in seine Stoffwippe gesetzt. Jedes Mal, wenn ich ihm ein Plüschtier zum Spielen gab, grabschte er danach, steckte es sich in den Mund und schob dann den Daumen der anderen Hand noch hinterher.

Der Übergang zu fester Nahrung, als Robert sechs Monate alt ist, erweist sich als schwierig, denn jetzt steckt Robert mehr als einen Finger in den Mund:

> Als die Mutter ihn in seine Stoffwippe setzt, zappelt er rum und protestiert schon vor dem ersten Löffel, der ihm in den Mund geschoben wird. Besonders eindrucksvoll ist, daß er sich jedesmal, nachdem ihm ein Löffel voll Essen in den Mund gesteckt wurde, *drei* Finger der linken Hand tief in den Mund steckt. Zweimal während des Fütterns sagte die Mutter: »Ich wollte, ich wüßte, warum diese Finger rein müssen«. In der nächsten Woche hielt die Mutter Roberts linke Hand beim Füttern fest, so daß er sie nicht in den Mund stecken konnte, aber ungefähr nach jedem dritten Löffel steckte er

> sich den rechten Daumen in den Mund. Die Mutter sagte: »Es wäre ja nicht so schlimm, wenn er nicht alle Finger nehmen würde, es wäre mir schon recht, wenn er nur den Daumen nehmen würde«.

Sowohl diese letzte Bemerkung als auch schon die vorhergehende – »ich wollte, ich wüßte, warum diese Finger rein müssen« – zeigen, daß Roberts Mutter das Gefühl hat, die Probleme weiteten sich aus. Die meisten Babys lutschen am Daumen, aber Roberts Mutter hält es nicht gut aus, daß er an drei Fingern saugt und später sogar an der ganzen Hand. Sie fühlt sich entmutigt und bekümmert, und es macht ihr sehr zu schaffen, als Roberts Verhalten beim Füttern sich dramatisch verändert und er anfängt, sich seinen Becher in den Mund zu schieben. Zur Veranschaulichung möchte ich aus einer Beobachtung zitieren, als Robert zehn Monate alt ist:

> Er schnappte sich seinen Becher und schüttete sich den Inhalt in den Mund, sehr geräuschvoll machte er riesige Schlucke. Die Mutter zog den Becher weg, damit Robert eine Verschnaufpause machen konnte, er ließ aber nicht los. Kaum ließ die Mutter wieder los, schob Robert sich den Becher wieder in den Mund. Laute Schluck- und Greifgeräusche. Dieses Muster wiederholte sich in rascher Folge, bis Robert ausgetrunken hatte und den Becher auf den Boden warf. Die Mutter sagte: »Er wirft immer den Becher weg, sobald er ausgetrunken hat«.

Ich konnte die Gefühle von Roberts Mutter gut verstehen, da sie mich an meine Gegenübertragungsgefühle während der Behandlung einer anorektischen Patientin erinnerten, die ebenfalls als Kind schlecht gegessen hatte und in den Anfangsphasen ihrer Analyse bei mir ständig meine »Gedankennahrung« zurückwies. Ich erfuhr, daß sie seit frühester Kindheit »an der Innenseite ihres Mundes gesaugt« hätte, bis sie »wund war und blutete«. Sie erzählte mir auch, daß sie hartnäckig am Daumen gelutscht hätte. Die Übertragungsbeziehung ließ mich spüren, daß sie sich, um eine Abhängigkeitsbeziehung zu vermeiden, lieber auf ihre eigenen Ressourcen verließ – wie Robert, der sich seiner fünf Finger bediente. Interessanterweise kam es bei dieser Patientin zu einer Besserung, nachdem sie mir von ihrem heimlichen Beißen erzählen konnte und mich implizit auch darum bitten konnte, ihr dabei zu helfen, die Bedeutung des Beißens herauszufinden. Ich konnte von dem Beißen in ihrem Mund nichts sehen, hatte aber oft die bissige Qualität ihrer Bemerkungen gedeutet.

Eine Beobachtung, als Robert elf Monate alt war, konfrontiert uns mit einer buchstäblich »atemberaubenden« Sequenz:

> Robert hatte aufgehört zu essen und wollte etwas trinken, es wurde richtig dramatisch. Er ergriff seinen Becher und nahm geräuschvoll ungefähr vier leckere Schlucke. Die Mutter zog ihm den Becher aus dem Mund und wollte ihn aufs Tablett stellen, Robert ließ nicht los und brüllte vor Frustration und Ärger laut auf. Ich konnte mich nicht erinnern, ihn je zuvor so entschieden und empört brüllen gehört zu haben. Er riß sich den Becher aus dem Mund und rammte ihn auf das Tablett, ohne ihn loszulassen, dabei brüllte er laut, war außer Atem und zornig, nahm dann vier noch verzweifeltere Schlucke, bis der Becher leer war. Sein Atem ging schnell, er klang sehr frustriert. Dann hustete er ein bißchen, und es gab einen herzzerreißenden Moment, als er plötzlich nicht mehr weiteratmen konnte. Sein Getränk lief ihm wieder aus dem Mund auf sein Lätzchen, er hustete noch einmal, dann lief ihm der Rest aus dem Mund. Die Mutter nahm ihn aus seinem Hochstuhl, setzte ihn auf den Boden und sagte: »Böser Robert, so ein böser Junge, das hast du absichtlich gemacht. Meine Güte, hast du ein Temperament«.

Roberts Mutter interpretiert in diesem Moment das Verhalten ihres Kindes eindeutig als Trotz. Er ist offensichtlich verzweifelt, aber seine Mutter ist in dieser Situation selbst viel zu mitgenommen, um sich in sein Dilemma einfühlen und ihm eine Bedeutung verleihen zu können. Ich sehe in dieser Sequenz ein Beispiel für das Mißlingen der Containerfunktion, wie Bion (1962) sie beschrieben hat. Wenn die Mutter (der Container) nicht in der Lage ist, sich in die Empfindungen und Gefühle, die für ihr Kind sinnlos und überwältigend sind, einzufühlen, wenn sie nicht die Funktion übernehmen kann, seine Projektionen zu verdauen und ihnen dann in sich selbst eine Bedeutung zu verleihen, können sie vom Kind nicht verarbeitet und bewältigt werden und kehren als »namenlose Angst« zu ihm zurück. Dieser Vorgang zeigt sich bei der Beobachtung ganz anschaulich, wenn Robert etwas körperlich loswerden muß, denn der »herzzerreißende Moment«, den die Beobachterin beschrieben hat, gibt Roberts Erfahrung mit einer namenlosen Angst wieder (Bion 1962).

Wir sehen, wie sich in der schwierigen Beziehung dieses Mutter-Kind-Paares ein kompliziertes Muster entfaltet, das sich *sowohl aus Angeborenem wie Erworbenem* (nature and nurture) zusammensetzt. In der nächsten Beobachtungssituation sehen wir, wie die Mutter trotz Roberts Weinen auf Distanz bleibt, als hätte sie die Hoffnung aufgegeben, ihrem sie so irritierenden Kind irgendwie helfen zu können:

> Robert war mit dem Essen fertig. Seine Mutter stellte den Becher vor ihn auf den Tisch; er wartete einen Augenblick, nahm ihn dann begierig, trank einen Schluck und fing sofort an zu husten. Tränen liefen ihm aus den Augen; was er getrunken und noch im Mund hatte, lief wieder raus auf sein Lätzchen, und er weinte bitterlich, während er seinen Becher auf das Tablett zurückstellte und betrachtete. Die Mutter saß da und beobachtete ihn, ohne sich zu rühren. Dann nahm Robert den Becher wieder auf und versuchte wieder zu trinken; es nahm denselben Verlauf wie zuvor. Er hustete und konnte deshalb nicht schlucken, das Getränk lief ihm wieder aus dem Mund, er weinte bitterlich und zornig, stellte den Becher wieder hin; dieses Mal ließ er ihn vor sich stehen. Die Mutter *blieb unbeweglich sitzen, obwohl Robert die Tränen über die Wangen liefen*, und sagte zu mir: »Sie sehen es selbst, er will einfach nicht trinken«.

Die Beobachtung läßt vermuten, daß Roberts Mutter zunehmend weniger Zutrauen in ihre eigene Fähigkeit hatte, ihrem Kind etwas zu geben, das es hätte annehmen und wertvoller finden können als seinen eigenen Daumen oder seine ganze Hand. Ihre Versuche, ihn zu erreichen, wurden schwächer und schwächer. Es war natürlich für die Beobachterin sehr leidvoll mitzuerleben, wie die Beziehung dieses Mutter-Kind-Paares sich immer mehr verschlechterte. Wenigstens konnte die Mutter der Beobachterin mehr als einmal ihr Leid klagen, und wir haben in vielen Beobachtungssituationen gesehen, daß mitfühlendes Zuhören einige Ängste der Mütter auffangen konnte. Aber die Beobachterin wurde nie um Rat gefragt, und meines Erachtens wäre eine Ratgeberrolle auch schlecht mit einer Säuglingsbeobachtung zu vereinbaren (Bick 1964).

Anwendungen

Ich möchte mich nun der Frage zuwenden, wie sich Erkenntnisse, die in der Beobachtungssituation gewonnen wurden, auf die Arbeit mit Kindern anwenden lassen. Roberts Schwierigkeiten kamen mir bei einer Lehrerfortbildung an der Tavistock Clinic lebhaft in den Sinn, als ein Grundschullehrer seine Probleme mit einem Jungen namens Paul vorstellte.

Paul

Der Lehrer, Mr. Duncan, beschrieb den neunjährigen Paul als einen »klugen Jungen, der sich aber nichts zeigen lassen wolle«. Wenn der Lehrer versuchte, ihm einige mathematische Grundbegriffe beizubringen, meinte Paul, man solle ihn mit Mathematik in Ruhe lassen, sein Fach sei die Raumfahrt, oder er beklagte sich, daß »der Unterricht nicht seinem Niveau entspreche«. Mr. Duncan wußte nicht, was er mit dem Jungen machen sollte, und in meiner Erinnerung tauchte die Bemerkung von Roberts Mutter auf: »Sie sehen es selbst, er will einfach nicht trinken«. Außerdem war Paul das einzige Kind in der Klasse, das eine Mitschülerin, Mary, wegen ihrer Lernschwierigkeiten rücksichtslos und verächtlich behandelte; zum Beispiel zeichnete er ein Bild, auf dem Mary mit dem Kopf in der Kloschüssel dargestellt war.

Bei einem Elternabend hatte der Lehrer entdeckt, daß Pauls Mutter eine völlig entmutigte Frau war, die sich wünschte, »ihr Sohn möge ihr die Chance geben, ihm zu helfen«. Sie hatte ihn mehr als einmal nachts weinen hören, hatte aber die Erfahrung machen müssen, daß er sie wegstieß und behauptete, er hätte nicht geweint, wenn sie in sein Zimmer kam. Sie wußte, daß Paul Hilfe brauchte und sehr unglücklich war, hatte aber selbst das Gefühl, ihr seien vollständig die Hände gebunden; wie auch Roberts Mutter wußte sie nicht, wie sie ihm helfen sollte. Sie machte sich auch Sorgen wegen seiner Lernschwierigkeiten und sagte, sie halte ihn für ziemlich aufgeweckt, weil er bei dem Thema Raumfahrt ein richtiger Experte sei.

Mr. Duncan erzählte uns, daß er an diesem Elternabend mit Hilfe von Pauls Mutter die Gefühle verstanden hätte, die der Junge in ihm hervorrief. Er konnte, obwohl er ihn nie hatte weinen sehen, spüren, daß Paul ein sehr unglückliches Kind war und ständig versuchte, seine Schwächen zu verleugnen und jede Abhängigkeit von sich zu weisen. Nach dieser Mitteilung veränderte sich die Stimmung unter den Lehrern beträchtlich. Die Beschreibung der Zeichnung, die Paul von Mary angefertigt hatte, hatte zuerst große Ablehnung bei ihnen hervorgerufen. Ich machte den Vorschlag, daß wir versuchen sollten, dieses Verhalten, so unerfreulich es auch war, aus Pauls Bedürfnis heraus zu verstehen, in einem anderen Kind einen Teil von sich, mit dem er nichts zu tun haben wollte, unterzubringen, einen »Teil unter jedem Niveau«, für den Mary ein sehr geeignetes »Gefäß« (receptacle) war, weil sie wie Paul nicht gut in der Schule war. Seine Zeichnung stellte dar, wie er diesen entwerteten, unakzeptablen Teil von sich »wegspülen« wollte, um sein makelloses Bild von Paul, dem »Raumfahrttechniker«, in dem er sich selbst idealisierte, aufrechterhalten zu können.

Als wir über Pauls »Teil unter Niveau« diskutierten, erinnerte uns Mr. Duncan daran, daß Paul ihm unmißverständlich klargemacht hätte, daß *seine* Unterrichtsmethoden »unter Pauls Niveau« seien. Ob Paul vielleicht erreichen wollte, daß sich sein Lehrer auch ein bißchen behindert fühlte? Die Gruppe lachte bei dieser Bemerkung, aber ich fragte mich, ob wir nicht vielleicht in diesem Moment versuchten, etwas an Pauls Verhalten *komisch* zu finden, weil für alle das *Tragische* daran schwer auszuhalten war. Offensichtlich ging es um einen Jungen, der Unterricht und Förderung, vor allem aber Verständnis brauchte; er konnte aber keinerlei Abhängigkeitsgefühle ertragen, so daß er sie ignorieren und loswerden mußte und statt dessen versuchte, bei seinem Lehrer ein »höheres Unterrichtsniveau« zu erreichen. Weder seine Mutter sollte erfahren, weshalb er weinte, noch wir. Wir konnten nur raten. Vielleicht war Pauls Abwehrsystem letztlich doch nicht so »wasserdicht« (tränenfest); vielleicht verschwand der Versager in ihm, der durch Mary repräsentiert wurde, doch nicht im Abfluß. Vielleicht holten ihn seine Unzulänglichkeits- und Einsamkeitsgefühle ein, wenn er nachts alleine war.

Pauls Mutter hatte wahrscheinlich recht mit ihrer Vermutung, sie würde in seinem Erleben die von ihm gezogenen Grenzen nicht respektieren, wenn sie in sein Zimmer komme, wenn sie ihn weinen hörte; deshalb diskutierten wir, wie Mr. Duncan im Rahmen seiner Beziehung zu

Paul ihm am ehesten helfen könnte: Es konnte nicht darum gehen, die Risse in Pauls Panzerung ausfindig zu machen und aufzubrechen, beispielsweise dann, wenn ihm anzusehen war, daß er litt. Auch Mr. Duncan war der Meinung, daß er Paul nicht in einem ungeschützten Moment überrumpeln und ihn mit seiner Schwäche konfrontieren sollte, wenn er »wacklig aussah«. Er konnte aber auch der Versuchung widerstehen, sich selbst zu verbiegen und nach Möglichkeiten zu suchen, wie er sich bei Paul einschmeicheln könnte, bis er die »Gedankennahrung« annehmen würde, die er ihm anbot, wie er es früher versucht hatte. Das hätte dem Verlockungsmanöver entsprochen, mit dem manche Mütter ihre Kinder, wenn sie schlechte Esser sind, zum Essen verleiten wollen. Wenn Lehrer und Mütter wegen der ständigen Zurückweisung ihrer Angebote so entmutigt sind, daß sie die dauernde Ablehnung nicht mehr ertragen können, spielen sich leicht derartige Manöver ab. Die Erwachsenen sehen dann keine andere Möglichkeit mehr und greifen zu Tricks oder versuchen, wie es einer der Lehrer aus der Gruppe formulierte, »die richtige Werbung zu entwerfen, um ein schlechtes Produkt zu verkaufen«. Mr. Duncan sagte uns, daß er tatsächlich mehr als einmal angefangen hätte, an der Qualität seines Unterrichts zu zweifeln, wenn er mit Paul nicht mehr weiter wußte und mit seinem Latein am Ende war. Paul hatte, wie wir gesehen haben, das starke Bedürfnis, seine eigenen Unzulänglichkeitsgefühle in anderen unterzubringen, und wahrscheinlich verfügte er über große Fähigkeiten, sich dieser Gefühle durch Projektion zu entledigen. Melanie Klein formulierte es folgendermaßen: »… das Objekt, in welches alles Böse (das böse Selbst) projiziert wurde, [wird] zum Verfolger par excellence, weil es nun all die bösen Eigenschaften des Subjekts in sich birgt« (Klein [1952] 2000, S. 120).

Mr. Duncan meinte sehr einfühlsam, es komme wahrscheinlich darauf an, »das richtige Lächeln zu finden«, wenn Paul ihm mal wieder zeigte, wie verächtlich er seine Leistungen als Lehrer einschätzte: kein sarkastisches Lächeln, sondern eines, das Paul das Gefühl vermittelte, er werde verstanden, auch wenn der Lehrer seine schlechte Meinung über die Schule und die Lehrer nicht teilte. Sollte diese Erfahrung Pauls Selbstidealisierung auch nur ein bißchen verringern, könnte er vielleicht aus dem All herunterkommen (sein Interesse an der Raumfahrttechnik war bestimmt kein Zufall) und vielleicht sogar irgendwann eine helfende

Hand akzeptieren. Die Hoffnung schien nicht unberechtigt, daß Paul im Lauf der Zeit – sollte er eine Reihe von Erfahrungen machen können, die nicht mit seinen Abwehrmustern kollidierten – allmählich Vertrauen in jemanden entwickeln könnte, der ihn verstehen und »füttern« könnte, ohne ihn sich völlig abhängig fühlen zu lassen. Die Gruppe machte sich ernsthafte Gedanken, wie dies ermöglicht werden könnte, weil Paul nur noch ein Jahr in der Grundschule vor sich hatte (obwohl Mr. Duncan ihn glücklicherweise auch noch im nächsten Schuljahr in der Klasse haben würde) und der Wechsel in die Mittelstufe wahrscheinlich neue Probleme mit sich bringen würde. Aber wir hörten im Verlauf der einjährigen Weiterbildung noch dreimal von Paul und hatten Grund zur Hoffnung.

Marco

Ich möchte das Thema »Spaltung und Projektion«, wie es sich in Pauls Einstellung zu Mary gezeigt hat, noch vertiefen und der Frage nachgehen, wie es dazu kommt, daß sich jemand eigener Anteile entledigt und sie in einem anderen unterbringt. Dazu möchte ich eine Reihe kürzerer Beispiele anführen. Das erste davon stammt aus der Beobachtung eines zehn Monate alten Jungen, Marco, der eine sehr enge Beziehung zu seinen Eltern hatte. Wir sind Zeugen einer interessanten Entwicklung, nachdem die Eltern sich entschieden haben, Marco in eine Kinderkrippe zu geben. Obwohl Marco und seine Eltern liebevoll und zärtlich miteinander umgehen, versucht er eine Woche, nachdem er in der Kinderkrippe angefangen hat, ein »richtiger Junge« zu sein und sich einer Kultur anzupassen, die verlangt, daß »Kinder nicht weinen sollten«. Ich zitiere aus den Aufzeichnungen einer Beobachtung, nachdem Marco seit einer Woche die Krippe besuchte:

> Elena liegt tränenüberströmt auf dem Teppich. Marco hat bis jetzt gespielt, nun wirft er sein Spielzeug weg und zieht das kleine Mädchen an den Haaren. Ich bin in der Nähe und versuche, ihn zurückzuhalten. Ich sage: »Du tust dem kleinen Mädchen weh«, aber jedesmal, wenn ich seine Hand loslasse, zieht Marco wieder fest an Elenas Haaren. Das kleine Mädchen weint noch mehr, und Marco starrt sie sehr ernst an, offensichtlich bereit, seine Aktion zu wiederholen. Ich nehme ihn an die Hand und führe ihn in

> eine andere Ecke des Raums, aber kaum ist er dort angekommen, fängt ein anderes Baby, das sechs Monate alt ist und bisher ganz still gewesen war, an zu weinen. Sofort geht Marco zu ihm hin und fängt an, es an den Haaren zu ziehen. Die Erzieherin hält ihn davon ab und sagt zu ihm, das wäre nicht nett, was er da mache, aber Marco sieht sie mit ernstem Gesicht an und wiederholt seine Geste. Die Erzieherin sagt: »So sind sie alle, kaum weint ein Kind, wollen die anderen es verhauen«. Dann nimmt sie das kleinere Kind auf den Arm, um es zu beschützen.

Bei einer späteren Beobachtung wird Marco als nicht mehr so »gut angepaßt« beschrieben; dieses Mal weint er selbst und wird mit Nachdruck ermutigt, wieder »ein richtiger Junge« zu sein:

> Die Erzieherin sagt zu der Mutter: »Gestern hat Marco gleich wieder aufgehört zu weinen«. Dann wendet sie sich ihm zu und sagt: »Komm, komm, du siehst doch, daß es der Mama schlecht geht wegen dir«. Sie nimmt ihn in die Arme und versucht, ihm den Pulli auszuziehen, aber er wendet sich ab und lehnt sich nicht gegen ihre Schulter. Die Mutter sieht schweigend zu; sie ist sehr blaß. Man kann spüren, wie sie leidet. Die Erzieherin sagt zu ihr: »Es ist besser, wenn Sie jetzt gehen. Ich nehme ihn jetzt mit rein, und Sie werden sehen, er wird sich gleich wieder beruhigen«. Die Mutter antwortet: »Warum kann er nicht wie das Kind dort sein? Das weint nie«, und sie deutet auf ein sechs oder sieben Monate altes Kind, das auf dem Boden sitzt und spielt.

Die Beobachtung von Marco gibt Anlaß zu vielfältigen Reflektionen über Gruppendynamik und die Anpassung an eine herrschende Gruppenkultur, insbesondere wenn ein Kind sich eine gewisse Härte aneignen soll, um Trennungsschmerzen abzuwehren. Glücklicherweise verfestigte sich diese Tendenz bei Marco nicht weiter; während des zweiten Beobachtungsjahres konnten die Beobachterin und die Seminargruppe mitverfolgen, wie der Junge allmählich stark genug wurde, um mit seiner Verletzlichkeit zurechtzukommen.

Trennungsreaktionen

Um das Thema »Spaltung und Projektion eigener verletzlicher Anteile« weiter zu untersuchen, möchte ich jetzt Kinder aus einem Kinderheim vorstellen, denen ihre Betreuerin Julie mitgeteilt hatte, daß sie in etwa einem Monat das Heim verlassen würde, in dem sie mittlerweile vier Jahre gearbeitet hatte. Ich zitiere aus Julies Aufzeichnungen:

> Roger saß da und zeigte mit dem Finger auf mich: »Du wirst nicht weggehen – ich laß dich nicht gehen, mit wem soll ich denn dann kämpfen?« Dann überlegte er, wer meine Arbeit und meine Dienstzeiten übernehmen würde. Stephen rief: »Ich übernehme Julies Stelle«. Charlie blieb schweigend auf seinem Platz sitzen, seine Augen füllten sich mit Tränen. Kevin kam ins Zimmer, ihn informierte ich auch. Er wirkte einen Moment bestürzt, dann rief er: »He, Jimmy, wir werden uns besaufen«. Etwas später waren er und Robert im Fernsehraum; Roger sagte: »He, Kevin, hast du gehört, Julie geht, Mist, ne?« Kevin grunzte, er war ins Fernsehen vertieft. Dann kam Charlie und legte seine Arme um mich – »du gehst nicht, gell?« sagte er und hielt mich eine Weile fest. Sandra sah mich an. »Gehst du?« »Ja.« Sie umarmte mich, als wolle sie mich trösten und sagte: »Macht nichts«.
>
> Margaret kam aus der Schule; ich sagte, ich sei froh, daß sie wieder da sei, weil ich ihr was sagen müsse. Margaret saß am Tisch, schnitt sich eine Scheibe Brot ab und bestrich sie dick mit Marmelade. Dann sagte sie mit vollem Mund: »Schade, es wird niemand mehr da sein, mit dem ich reden kann«, und schnitt sich noch eine Scheibe Brot ab. Für ungefähr eine weitere halbe Stunde aß sie ohne Pause. Am Abend legte Roger laute Popmusik auf, und die meisten Kinder tanzten wie besessen, ohne mir Beachtung zu schenken. Charlie kam in meine Nähe und sagte laut, so daß ich es trotz der Musik verstehen konnte: »Du kannst nicht einfach gehen, Julie, ich laß dich nicht gehen, warum kannst du nicht bleiben?« Ich konnte sehen, daß er geweint hatte. Charlie sagte: »Ich weiß was, ich besorge ein Geschenk für dich, ich kaufe dir eine Schallplatte«. Als er zum dritten Mal in die Küche kam, fragte er mich wieder: »Warum mußt du hier weg?« Ich erklärte es ihm. »Ich weiß, ich besorge ein Geschenk für dich,

> aber keine Schallplatte, was hättest du denn gern?« »Etwas als Erinnerung an dich.« »Wie wäre ein Foto? Ich habe eines oben«, und schon rannte er los.
> Später am Abend war Charlie auf dem Sofa eingeschlafen. Viertel nach neun wachte er auf. Ich ging zu ihm hin und schlug ihm behutsam vor, doch ins Bett zu gehen. Er drehte seinen Kopf zur Rückenlehne und fing an zu weinen. Als er sich wieder beruhigt hatte, brachte ich ihn ins Bett.
> Charlie teilt sein Zimmer mit Kevin, Peter und Stephen. Während der Nacht hörte ich immer wieder Rufe aus ihrem Zimmer. Als ich hochging, hieb Kevin gerade Charlie heftig mit einem Kissen über den Kopf. Als ich ins Zimmer kam, hörte er auf und sagte: »Sieh zu, wie du ihn zum Schweigen bringst, er heult immer weiter, und wir wollen doch schlafen«.

Man kann sehen, wie die im Kinderheim herrschende Kultur der Härte nicht zulassen kann, daß ein Kind weint. Charlie zeigt seine Verzweiflung und stört das System ebenso, wie es die weinenden Kinder in Marcos Kinderkrippe getan hatten. Tränen müssen durch laute Popmusik zum Schweigen gebracht werden oder, wie bei Margaret, durch Riesenmengen Essen runtergestopft werden. Ein weinendes Kind erinnert die anderen an ihre schwächeren, empfindlicheren und weicheren Selbstanteile, von denen sie nichts wissen wollen. Wenn Marco in der Kinderkrippe andere Kinder an den Haaren zieht, zeigt er eine ähnliche Reaktion, wie sie sich auch bei viel älteren Kindern findet, etwa in der Sequenz, die ich anhand von Julies Aufzeichnungen wiedergegeben habe.

Diskussion

In diesem Kapitel gehe ich von der Hypothese aus, daß sich Interaktionen, oder auch das Fehlen von Interaktionen, in den unterschiedlichsten Zusammenhängen mit Hilfe psychoanalytischer Überlegungen verstehen lassen. Es ist wahrscheinlich deutlich geworden, daß die von mir ausgewählten Beispiele einiges gemeinsam haben; aber vielleicht ist es doch sinnvoll, noch einmal auf die Parallelen zurückzukommen, um die es mir bei dem Baby Robert und dem Schuljungen Paul ging, und auch die Verbindungen aufzuzeigen, die ich zwischen dem Kleinkind Marco innerhalb seiner Gruppe und der Gruppendynamik sehe, die sich in dem Kinderheim entwickelte.

Bei den ersten beiden Beispielen sah ich den gemeinsamen Nenner in der Ablehnung von konkreter oder symbolischer Nahrung. Wir sahen, daß Robert den Zugang zu seinem Mund oft mit dem Daumen blockierte und *konkret* die Nahrung zurückwies. Etwas Ähnliches zeigte sich bei Paul in einer etwas symbolischeren Form; bei ihm manifestierte sich die Zurückweisung von »Gedankennahrung«, die ihm sein Lehrer anbot, in seinen Lernschwierigkeiten. Wenn man dann zum Beispiel die Beobachtung von Robert mit Säuglingsbeobachtungen vergleicht, bei denen die Kinder eine Bindung an ihre Nahrungsquelle entwickeln (wie zum Beispiel Jeremy), so sieht man, wie diese Kinder immer wieder Schmerz und Frustration ertragen müssen, weil es sich ihrer Kontrolle entzieht, wann und wie oft die Mutter oder jemand, der sie vertritt, ihnen die Brust oder die Flasche anbietet beziehungsweise ihnen etwas von sich oder ihrer Aufmerksamkeit zuwendet. Babys, die diese Art von Bindung eingehen, müssen während der Entwöhnung oft mit sehr schmerzlichen Verlusterfahrungen fertigwerden. Lange Zeit schien Robert die Phantasie aufrechtzuerhalten, er könne die Quelle seines Trostes kontrollieren; er schützte sich vor den schmerzlichen Gefühlen der Abhängigkeit und der Angst vor Verlust, indem er erst den Daumen, später drei Finger und schließlich alle fünf Finger zu Hilfe nahm und sich in den Mund steckte. Seine Finger standen ihm *jederzeit* zur Verfügung.

Bei Paul zeigt sich ein ähnliches Muster: In seiner »Raumfahrttechnik« – dem Fach, das ihn in einen Raum jenseits seines eigenen brachte – können wir ein Pendant zu Roberts Daumen sehen. Paul weist zunächst jede Einladung seines Lehrers weit von sich, sich ab und zu von der Raumfahrttechnik abzuwenden, »den Daumen aus dem Mund zu nehmen«, um Platz für andere Nahrung zu machen. Man kann auch sehen, wie er – ähnlich wie Robert – bei seinem Lehrer und seiner Mutter extreme Gefühle der Hilflosigkeit hervorruft. Das heißt, Paul konnte seine eigene Hilflosigkeit nicht ertragen, besaß aber eine große Fähigkeit, solche Gefühle in anderen hervorzurufen. Meines Erachtens war es für seinen Lehrer eine Hilfe, als er sehen konnte, daß Roberts Verhalten nicht nur als Angriff zu verstehen war. Erst als er sich dem potentiellen Schlagabtausch entziehen und das unglückliche Kind wahrnehmen konnte, das in dem »Raumfahrttechniker« verborgen war, konnte er einen besseren Kontakt zu Paul herstellen.

Ich möchte jetzt den Rahmen verdeutlichen, den ich bei der Auswahl des dritten und vierten Beispiels im Sinn hatte. Meines Erachtens war bei dem Verhalten der Kinder im Kinderheim ein ähnlicher Mechanismus wirksam wie bei Paul. Denn Charlie eignete sich besonders gut dazu, die Weichheit und die Verlustängste, die die anderen Kinder nicht bei sich zulassen konnten, zu repräsentieren. Wenn ein unerwünschter Aspekt in einem anderen untergebracht wird (manchmal in jemand, der sich besonders gut als »Gefäß« dafür eignet), richtet sich die Ablehnung dann gegen den Empfänger. Ich meine damit, daß hier ein Mechanismus wirksam wurde, durch den das verletzliche, weiche, weinende Kind angegriffen und beseitigt werden sollte, *zum Schweigen gebracht*, wie die Jungenbande im Schlafraum ganz klar zu Julie sagte. Bei dem kleinen Marco zeigte sich eine andere Version dieses Vorgangs, die noch nicht ganz so verhärtet war. Wir sehen ihn einmal, wie er auf ein weinendes Kind losgeht, aber dann auch, wie er selbst wieder zu einem weinenden Kind wird. Er fand in seiner Umgebung soviel Unterstützung, daß er sich mit seinen schmerzlichen Gefühlen auseinandersetzen konnte und bei späteren Beobachtungen zeigte, daß er kein verhärtetes Kind bleiben mußte. Bei der Beobachtung von Marco scheint es mir hilfreich zu sein, sich den Vorgang in einem Stadium, in dem er noch nicht rigide geworden ist, gewissermaßen in Zeitlupe betrachten zu können. Wenn wir daran denken, daß Marco selbst sich *zu diesem Zeitpunkt* mit dem Gefühl eines Verlustes und wahrscheinlich auch dem Bedürfnis, selbst zu weinen, auseinandersetzen mußte, läßt sich leicht erraten, warum er wohl Elena an den Haaren gezogen hat.

In diesem Kapitel ging ich immer von der Hypothese aus, daß frühkindliche Aspekte auch in den späteren Phasen einer normalen Entwicklung bestehen bleiben, was erst recht für eine pathologische Entwicklung gilt. Einer der Vorzüge, wenn man Erfahrungen mit der Säuglingsbeobachtung gesammelt hat, ist, daß sich die Fähigkeit zur Wahrnehmung frühkindlicher Aspekte bei Kindern aller Altersstufen schärft, *selbst wenn sie schwer zu fassen sind*. Sie könnten sogar ein bei allen Menschen höchst vital bleibender Kern sein. Wir können die Wurzeln eines Baumes nicht sehen, aber es gibt nun mal keinen lebenden Baum ohne Wurzeln.

Kapitel 8 Die Umkehr der »Container-contained«-Beziehung

Ich möchte zunächst darstellen, was ich mit der Umkehr der »Container-contained«-Beziehung meine, und mich dann anhand klinischer Beispiele mit diesem Thema auseinandersetzen. Zwar kommt das Phänomen sozusagen selten in »Reinkultur« vor, aber manchmal muß ein Kind – vielleicht sogar schon im Säuglingsalter, wenn es selbst noch vollständig auf Containment angewiesen ist – die Erfahrung machen, als *Gefäß* (dieser Begriff eignet sich meines Erachtens besser als der des Containers) zum Auffangen massiver Projektionen dienen zu müssen. Oft ist es ausgerechnet derjenige Erwachsene, der eigentlich das Containment hätte bereitstellen müssen, wenn er oder sie nur dazu in der Lage gewesen wäre, der in das Kind oder den Säugling projiziert. Mir ist dieses Problem vor allem bei Patienten begegnet, deren Eltern psychotisch waren oder eine Borderline-Störung hatten.

Das Kind als Empfänger von Projektionen oder die Umkehr der Container-contained-Beziehung ist ein Thema, das mich viele Jahre beschäftigt hat. Aber vor allem seit ich mit eßgestörten Patienten arbeite, die ich entweder in Erstgesprächen gesehen oder selbst behandelt habe, begann ich, Hypothesen zu dieser Fragestellung zu entwickeln. Diese Hypothesen halfen mir – wenn auch eher im nachhinein –, als ich über den Fall eines psychotischen jungen Mädchens nachdachte, das zu Beginn ihrer Behandlung bei mir zwölf Jahre alt war.

Natasha

Bei Natasha wurde, schon als sie noch sehr klein war, eine geistige Behinderung diagnostiziert, die organmedizinisch nicht zu begründen war. Der Psychiater, der sie aufgenommen und untersucht hatte, empfahl eine Behandlung mit fünf Wochenstunden. Zum Zeitpunkt des Behandlungsbeginns hatte Natasha ihre gesamte Grundschulzeit und einen kurzen Abschnitt der Mittelstufe ihrer Schule in zwei verschiedenen Heimen für psychisch gestörte Kinder verbracht. Ihr Verhalten während der Latenzzeit hatte in gewisser Weise die Diagnose einer Behinderung bestätigt; von ihren Eltern, die beide selbst unter traumatischen Erfahrungen gelitten hatten, wurde diese Diagnose nie in Frage gestellt. Als Natasha, die für ihr Alter ziemlich groß war, mit elf Jahren in die Mittelstufe versetzt wurde, hatte ihre Pubertät vermutlich bereits begonnen. Außerdem hatte Natasha einige alarmierende Symptome entwickelt und wurde deshalb zur Begutachtung an eine klinische Beratungsstelle für Kinder und Jugendliche überwiesen. Obwohl sich Natashas Geschichte nur sehr schwer rekonstruieren ließ, entstand der Eindruck, daß sie sich bis jetzt mit einem Schutzpanzer aus Zwanghaftigkeit zusammengehalten hatte, einem sehr rigiden Panzer. So hatte sie in der Grundschule einen Preis gewonnen, weil sie sehr geschickt die verschiedenartigsten Gebilde aus Zündhölzern und Klebstoff zusammenzubauen verstand, zum Beispiel ein großes Puppenhaus. Aber der »Klebstoff« – das Bindegewebe –, der auf fragile Weise Natashas Persönlichkeit zusammenhielt, war dem Ansturm der Pubertätsentwicklung und den Auswirkungen des Schul- und Heimwechsels nicht gewachsen. Die Fragmente – die »Zündhölzer« – hielten nicht mehr zusammen, und ihr Schutzpanzer aus Zwanghaftigkeit bekam Risse, die immer größer wurden.

Allmählich entwickelte sich ein äußerst verfolgendes Wahnsystem. Natasha hatte panische Angst, daß Flöhe in ihre Körperöffnungen, sogar in die Poren ihrer Haut, eindringen könnten. Es war nahezu unmöglich, sie dazu zu bewegen, ihre Kleider zu wechseln, und aussichtslos, sie abends, bevor sie sich ins Bett legte, dazu zu kriegen, sich auszuziehen und einen Schlafanzug anzuziehen. Sie wollte auch nie baden. Einige Monate lang konnte sie nur während ihrer Sitzungen bei mir essen, und sie weigerte sich eine Zeitlang, irgendwo sonst zu sprechen oder etwas zu sich zu nehmen. Sie trank dann durch einen Strohhalm, den sie sich zwischen die Lippen gepreßt hatte, und wenn sie sprach, murmelte sie etwas schwer Verständliches, ohne ihren Mund dabei zu öffnen. Sie wiederholte ständig eine Art exorzistischer Litanei, vor allem »Bleibt weg, bleibt weg«, womit sie die Flöhe verscheuchen wollte, die sie überall sah. Natasha hatte tatsächlich einige optische Halluzinationen, aber trotz der großen Probleme mit ihrer Hygiene hatte sie nie Flöhe.

Zwischen einer Litanei und der nächsten erfuhr ich bruchstückhaft, daß die Flöhe in ihre Körperöffnungen eindringen könnten oder sogar in ihre Hautporen, wenn sie sich auszöge. Sie hielt sich oft während der Sitzungen die Finger vor die Ohren, hatte dann aber Angst, daß etwas in ihre Nasenlöcher geraten könnte, was auch für meine Worte galt. Sie breitete dann ihre Hände aus, drückte sich mit zwei Fingern die Nase zu und hielt sich ihren Daumen vor das rechte Ohr. Später benutzte sie dafür ein Kissen, das sehr wichtig für sie wurde, weil sie damit den Zugang zu ihrem einen Ohr versperren konnte. Wenn ihre Nase zu war, atmete sie durch eine winzige Öffnung ihrer Lippen, und die Laute, die aus ihrem Mund kamen, waren, wie schon gesagt, schwer zu entziffern.

Wahrscheinlich kann ich im Rückblick einige der Faktoren, die zu Natashas Wahnsystem beitrugen, besser verstehen. Ich sollte vielleicht hier einfügen, daß ich während der ganzen Zeit, die Natasha bei mir in Analyse war, mit den Kollegen Kontakt hielt, bei denen ihre Eltern in Behandlung waren; den Eltern war, sobald Natasha mit ihrer Analyse angefangen hatte, ebenfalls Hilfe angeboten worden. Die Mutter hatte sich auf eine intensivere Behandlung eingelassen, während der Vater nur einmal wöchentlich kommen wollte. Ich habe heute Grund, anzunehmen, daß Natasha als sehr kleines Kind massiven Projektionen ausgesetzt war. Ihre Mutter war nach der Entbindung mit einer Wochenbettsdepression stationär aufgenommen worden; die Symptomatik ihres Vaters, der in dieser Zeit und oft auch noch nach der Rückkehr der Mutter das Kind versorgt hatte, war weniger offenkundig. Der Vater hatte unter den Nazis einen großen Teil seiner Familie durch den Holocaust verloren und beschäftigte sich wie besessen mit der Frage der Kriegsverbrechen. Seine Phantasien über seine mögliche Rolle und Funktion bei der Festsetzung von Kriegsverbrechern hatten fast wahnhafte Züge. Deshalb vertrete ich heute die Hypothese, daß Natasha in einer Familie, in der es keine anderen Erwachsenen gab, die ein Containment der infantilen Anteile ihrer ganz verzweifelten Eltern oder für Natasha selbst hätten übernehmen können, zur Empfängerin massiver Projektionen wurde. Möglicherweise schützte sich Natasha vor dieser verheerenden Erfahrung, indem sie sich in eine Pseudodebilität zurückzog, die fälschlicherweise als geistige Behinderung diagnostiziert wurde. In ihrer Latenzzeit hielt sie sich durch ihre Zwanghaftigkeit zusammen (über die Jahre davor weiß ich nur sehr wenig), und später identifizierte sie sich mit den anderen, zum Teil sehr schwer behinderten Schülern des Sonderschulheims, in dem sie lebte. Es konnte sehr irritierend sein, wenn sie sich manchmal auf sehr realistische Weise wie eine geistig Behinderte verhielt. Aber der Psychiater, der Natasha untersuchte, als sie bereits auf der Mittelstufe ihrer Schule war, vertrat die Meinung, daß sie nicht an diese Schule gehöre, und bestand darauf, daß bei ihr keine Anzeichen für eine geistige Behinderung vorlägen.

Natasha hatte in ihrer ersten Schule mehrere wichtige Beziehungen aufgebaut, obwohl – oder vielleicht sogar weil – es zu einer Kollision ihrer Abwehrmechanismen, ihrer Pseudodebilität, mit ihrer Umgebung kam. Niemand erwartete von Natasha, daß sie besser zurechtkäme, als sie es tatsächlich tat, was ihre Lernfähigkeit sehr beeinträchtigte; man traute ihr viel Geschicklichkeit mit den Händen zu, hielt sie aber nicht für intelligent. Der Verlust ihrer ersten Schule muß für Natasha – in der ursprünglichen Bedeutung des »chirurgischen Traumabegriffs« (Laplanche und Pontalis [1967] 1994, S. 522) – eine traumatische Erfahrung gewesen sein, also eine Wunde. Es kam zu einem Riß im Panzer ihres Abwehrsystems. Aus ihrer vertrauten Umgebung herausgerissen zu werden trug dazu wahrscheinlich mindestens ebensoviel bei wie ihre beginnende Pubertät.

Der Grund, warum ich mich nach so vielen Jahren mit Natashas Zusammenbruch beschäftige, ist, daß ich in ihrem Wahnsystem ein sehr anschauliches Beispiel für eine psychische Verfassung sehe, die mir in eher versteckter oder verborgener Form bei weniger schwer gestörten Patienten (die ich entweder selbst gesehen oder über die ich in Supervisionen gehört hatte) begegnet ist. Man wird sich beispielsweise daran erinnern, welche Angst Natasha vor Flöhen hatte, die in die Poren ihrer Haut oder in ihre Körperöffnungen eindringen könnten. Irgendwie hatte sie nie genug Finger, um alle Öffnungen zu verschließen; sie hatte Angst, etwas könnte in ihre Nase geraten, wenn sie sich mit den Fingern die Ohren zuhielt; sie fand nur mit Mühe einen Kompromiß, um einatmen oder essen zu können. Interessanterweise erlebte sie Ausscheidungsvorgänge dagegen als eine Möglichkeit, sich von ihren Verfolgern zu befreien; deshalb waren diese von ihrer Pathologie ausgenommen. Allerdings war das Rektum eine mögliche Eintrittspforte; deshalb war es erstaunlich, daß sie keine Angst davor hatte, auf dem Klo zu sitzen.

Wir wissen aus unserer klinischen Erfahrung, wie überwältigend sich psychotische Projektionen auf unsere Gegenübertragung auswirken können und wie sehr wir auf die Hilfe von Supervisoren oder Kollegen angewiesen sind, um sie verarbeiten zu können. Man kann sich leicht ausmalen, wie unmöglich es für ein sehr kleines Kind sein muß, damit fertigzuwerden. Ich vermute, daß die nicht zu bewältigende Erfahrung, der Invasion verfolgender Objekte ausgesetzt zu sein, die ursprünglich vielleicht Projektionen waren, einen der Kerne (ich würde *einen* gern hervorheben) gebildet haben könnte, um die herum sich Natashas Wahnsystem entwickelt hatte.

Wie schon gesagt, mußte Natasha jeden nur möglichen Zugang zu ihrem Körper vor einer Invasion schützen – ihre Nasenlöcher, ihre Ohren, ihren Mund, ihre Augen. Sie hielt sie oft geschlossen und befürchtete sogar, daß Flöhe in ihre Hautporen eindringen könnten. Deshalb wollte sie sich nicht ausziehen oder baden. Es war erschütternd, als Natasha zum ersten Mal in einer Sitzung einen der an ihren Füßen klebenden Socken auszog; es war, als würde sie sich ein Stück abgestorbener Haut abziehen. Nach und nach verringerte sich Natashas Angst vor einer Invasion; sie konnte sich etwas mehr in einem Containment aufgehoben fühlen, so daß ihre Angst nachließ und sie auch eher einmal zulassen konnte, ihre Kleider zu wechseln. Etwa um diese Zeit ließ sie mich sehr anschaulich spüren, wie gewaltsam die Phantasien waren, daß etwas in ihre Haut eindringen könnte. Es war ihr gelungen, an meiner Hand ein winziges Hautstück zu fassen zu kriegen, und sie zog daran. Ihre Fingernägel waren lang, und es gelang ihr, ein Stück Haut abzulösen und es festzuhalten, als ob sie mir am liebsten die Haut abziehen würde. Sie blickte mir dabei starr in die Augen, grinste richtig sadistisch und sagte: »Sie weinen nicht – Sie müssen Gott sein«. Ich zog meine Hand weg. Die Verletzung war geringfügig, aber ich brauchte viel Hilfe, um die Projektionen zu verarbeiten, die mich erfaßt hatten. Zweifellos benutzte Natasha ihre Augen zur Projektion; vielleicht hatte ihre psychotische Mutter mit den Augen etwas sehr Furchteinflößendes in sie projiziert, als sie sehr klein war.

Ich will die Bedeutung weiterer Phantasien, die in Natashas Wahnsystem eingegangen waren, keineswegs unterschätzen: die Angst vor persekutorischen Babys/Flöhen, die in sie eindringen könnten (Meltzer 1968); die Angst vor einer Wiederkehr der winzigen Fragmente (Bion 1957), in die Natasha selbst und ihre Objekte (Klein 1946) aufgespalten waren. Die

Exorzismuslitanei, die sie ständig wiederholte, schien zunächst einen gewissen Schutz vor einer völligen Desintegration zu bieten. Hier ging es mir vor allem um eine bestimmte Komponente in Natashas Wahnsystem, die ursprünglich wohl mit einer *panischen Angst vor Projektionen, die in sie eindringen könnten,* verknüpft gewesen war.

Leila

Nun möchte ich kurz einen Fall beschreiben, den mir eine Kollegin aus dem Ausland vorstellte, bei dem die Umkehr der Container-contained-Beziehung eine sehr große Rolle spielte. Zum damaligen Zeitpunkt hatte das zweite Jahr dieser Behandlung gerade begonnen; die Patientin kam dreimal wöchentlich. Leila war achtzehn Jahre alt, und es bestand die Möglichkeit, daß sie bis zu ihrem fünfundzwanzigsten Lebensjahr in der Einrichtung bleiben könnte, in der sie gerade lebte. Ihre Therapeutin hatte, bevor sie mit der Behandlung begann, sehr viele Informationen aus der Lebensgeschichte der Patientin erhalten; es wäre ihr lieber gewesen, diese Informationen von der Patientin selbst zu bekommen, aber sie mußte sich an die Gepflogenheiten halten, die in der Institution, in der die Patientin lebte, galten.

Leila war als ältestes von vier Kindern in Tunesien zur Welt gekommen. Als sie zwölf war, fuhren ihre Eltern für ein verlängertes Wochenende von Tunis nach Granada in Spanien, um eine Tante zu besuchen; sie sagten, sie würden vier Tage weg bleiben. Sie ließen Leila mit ihren drei Brüdern zurück; der älteste war damals neun, der nächste fünf und der jüngste kaum älter als ein Jahr. Die Eltern hatten Verwandte in Granada, die ihnen dabei halfen, dort eine Arbeitsstelle zu finden, so daß sie sich entschieden zu bleiben. Etwa eine Woche nach ihrer Abreise erfuhr Leila, daß ihre Eltern nicht zurückkommen würden; sie sollte sich um ihre drei Brüder kümmern. Anscheinend gab es überhaupt keine Kommunikation mit der Familie; nur eine Kusine der Mutter und deren Mann kamen regelmäßig zu Besuch. Leila sagte, sie sei »bestens in der Lage« gewesen, ihre Brüder zu versorgen. (Jedenfalls äußerte sie sich so gegenüber einer der Lehrerinnen in der Schule, die sie besuchte, nachdem sie in ein Kinderheim aufgenommen worden war.) Der bereits erwähnte Ehemann der

Kusine ihrer Mutter hatte Leila über einen längeren Zeitraum hinweg sexuell mißbraucht, bis sie einen Zusammenbruch erlitt und einen Suizidversuch unternahm. Leila nahm an, daß seine Frau durchaus einiges von den Geschehnissen mitbekommen hatte, es aber vorzog, sich blind zu stellen. Leila wollte sich ertränken und sprang von einem Felsen an der Küste ins Meer. Ein Strandwärter sprang hinterher und rettete sie; die Eltern, die in Granada lebten, wurden über den Suizidversuch informiert. Sie kamen nach Tunis und planten zunächst, alle Kinder mit nach Spanien zu nehmen, fuhren dann aber nur mit den drei Söhnen zurück. Anscheinend ist Leilas Mutter sehr hellhäutig, während der Vater eher dunkel ist; Leila ist unter ihren Geschwistern die einzig Dunkelhäutige. Sie ist überzeugt, daß ihre Mutter sie in Tunesien zurückgelassen habe, weil sie sich wegen ihrer Hautfarbe schämte.

Nach der Geschichte, die Leila ihrer Lehrerin erzählt hatte, lebte sie danach bei »Verwandten« (nicht der Familie der Kusine). Einige Monate später wurde ihr ein Flugticket geschickt; sie sollte nach Spanien kommen und sich der Familie anschließen. Bei ihrer Ankunft wurde ihr klar, daß ihre Mutter mit den kleinen Kindern nicht zurechtkam und sie geholt hatte, weil sie ihre Hilfe bei der Kinderbetreuung brauchte. Zunächst fügte sich Leila in diese Rolle; sie hätte ihr »gefallen«. Zum jetzigen Zeitpunkt betreut sie als Au-pair-Mädchen die Kinder einer spanischen Familie und möchte später Lehrerin in einer Vorschule (nursery school) werden.

Einiges spricht dafür, daß Leila, nachdem sie selbst keine Erfahrung mit Containment und Bemutterung hatte machen können, irgendwie in einer Art Selbstidealisierung eine mütterliche Rolle übernahm, jede eigene Bedürftigkeit abspaltete und in diejenigen projizierte, die sie zu betreuen hatte. Aber sie erlitt einen schweren Zusammenbruch, als ihre Mutter sie mit zur tunesischen Botschaft nahm, weil Leila einige Papiere unterschreiben sollte, mit denen sie angeblich »eine Aufenthaltsgenehmigung« erhalten sollte. Es stellte sich heraus, daß sie in Wirklichkeit eine Heiratsurkunde unterzeichnet hatte, sie also mit siebzehn einen Mann geheiratet hatte, der damals vierunddreißig und wahrscheinlich der Liebhaber ihrer Mutter war. Leila meint, daß ihre Mutter, da der Vater ein sehr passiver Mann war, glaubte, ihren Liebhaber in ihrer Nähe behalten zu können, wenn er inzwischen der gesetzmäßige Ehemann ihrer Tochter geworden war. Leila weigerte sich, mit diesem Mann eine sexuelle Beziehung einzugehen; etwa zwei Monate nach der Eheschließung machte sie mit einer Überdosis Medikamente einen ernsthaften Suizidversuch. Sie wurde rechtzeitig ins Krankenhaus gebracht, wo ihr der Magen ausgepumpt wurde; im Anschluß an den stationären Aufenthalt wurde sie in das Heim aufgenommen, in dem sie immer noch lebt. Zu ihrer Ursprungsfamilie hat sie keinerlei Kontakt mehr. Sie spricht inzwischen fließend Spanisch; Arabisch, das sie während ihrer Zeit in Tunesien ausschließlich gesprochen hatte, hat sie völlig vergessen. Außerdem hat sie vor kurzem ihren Namen geändert und nennt sich jetzt Carmen.

Ich möchte hier nur auf einige Aspekte der Beziehung eingehen, die Leila (nach anfänglich beträchtlichen Schwierigkeiten) zu ihrer Psychotherapeutin entwickelt hatte. Vor allem möchte ich mich damit befassen, wie Leila auf Ferienunterbrechungen reagierte. An Weihnachten gab es die erste Pause, der Leila keinerlei Bedeutung einräumte. Während der Ferien kam es dann zu einem Unfall: Leila fiel in einem Kaufhaus hin und rutschte auf dem Rücken die gesamte Länge der Rolltreppe hinunter. Sie trug schlimme Abschürfungen davon, einige Rippen waren gebrochen. Sie wurde ins Krankenhaus gebracht und erholte sich rasch wieder. Es scheint mir besonders bedeutsam, daß sie abrutschte, nachdem sie es weit von sich gewiesen hatte, daß sie sich wegen der besonders schwierigen Weihnachtsferien von ihrer Therapeutin »fallengelassen« gefühlt hätte. Leila war zum Katholizismus übergetreten und hatte ihre muslimische Glaubenszugehörigkeit abgelegt, ähnlich wie sie ihre arabische Sprache völlig vergessen hatte. Es ist eindrucksvoll, wie sie die Erfahrung des Fallengelassenwerdens in Szene setzte, statt sich gedanklich damit auseinanderzusetzen, als sie die Rolltreppe im Kaufhaus hinunterfiel und sich verletzte. Dieses »Fallen« erinnert auch sehr an ihren Suizidversuch, als sie sich in Tunesien von einem Felsen ins Meer stürzte. Es ist außerdem bemerkenswert, daß Leila es sowohl bei diesem Sturz wie bei den späteren Suizidversuchen irgendwie so eingerichtet hatte, daß sie ihre Suizidimpulse in einer Situation ausagierte, in der die Möglichkeit bestand, gerettet zu werden. Etwas in diesem innerlich zutiefst verletzten Mädchen scheint »auf der Seite des Lebens« zu stehen.

Auf die nächsten Ferien reagierte Leila viel manischer. Sie verhielt sich promiskuös und ging mit einer Reihe junger Männer aus, nachdem sie sich zuvor von einem Mann getrennt hatte, den sie sehr gern hatte und mit dem sie damals zusammen gewesen war, als sie zu der Heirat überlistet worden war. Diesem Freund »wollte sie nicht weh tun« und entschied sich deshalb, sich lieber umzubringen. Dieser Mann, von dem sie sich getrennt hatte, war eigentlich ihr Patenonkel, ein zuverlässiger und ihr sehr zugetaner junger Mann. Die jungen Leute, mit denen sie sich während der Osterferien ihrer Therapeutin zusammentat und zu denen sie auch sexuelle Kontakte aufnahm (keine vollständige sexuelle Beziehung), waren dagegen ziemlich anders; es wirkte, als könnte sie sexuelle Beziehungen nur in einer Art »Mißbrauch« ertragen.

Leilas Haltung in der Therapie war von Anfang an durch eine extreme Unzugänglichkeit gekennzeichnet. Nach etwa einem Jahr hatte sie ihrer Therapeutin einen Teil ihrer Geschichte erzählt. Was sie mitteilte, fühlte sich in der Gegenübertragung wahr an – sie schien nicht den Versuch zu machen, ihre Erfahrungen als etwas Sensationelles zu vermitteln; lange Zeit war es eher die Ausnahme als die Regel, daß sie überhaupt etwas erzählte. Obwohl sie in einem Heim lebte und dort auch die Sitzungen mit ihrer Therapeutin stattfanden, kam sie immer zu spät zu ihren Stunden und schwieg zu Beginn jeder Sitzung erst einmal mindestens zehn Minuten. Sie kam immer schwarz gekleidet, war aber für lange Zeit völlig unzugänglich für Deutungen über ihr Aussehen oder die Art ihres Schweigens. Zu dieser Zeit war sie nicht mit der »alles gebenden Mutter« identifiziert, sondern mit dem »unzugänglichen und nicht zur Verfügung stehenden Objekt« – statt ihrer sollte die Therapeutin unter den Schmerzen leiden, die ein so beschaffenes Objekt einem zufügt. Dieses Mädchen, dem die Erfahrung eines Containments so massiv vorenthalten worden war, war in der Lage, die therapeutische Beziehung zur Projektion ihrer schmerzhaften Gefühle zu nutzen: Die Therapeutin fühlte sich wie abgeschnitten, hilflos und unfähig, Leila zu erreichen. Man kann sich unschwer ausmalen, daß dies die zutiefst verborgenen Gefühle Leilas gewesen sein müssen, als sie von ihren Eltern verlassen und später von ihrer Mutter mit der arrangierten Heirat hintergangen wurde. Ihre Fähigkeit, zu projizieren und ihrer Therapeutin ihre Schmerzen fühlbar zu machen, wirkt wie ein hoffnungsvolles Anzeichen dafür, daß sie Vertrauen in ein Objekt zu entwickeln beginnt, das in der Lage ist, die Schmerzen auszuhalten, die sie selbst nicht ertragen kann – die Schmerzen eines Kindes, von dem niemand Notiz nimmt, das abgeschnitten und zurückgestoßen wird. Aber diese Art von Spaltung und Projektion kann nicht mehr funktionieren, wenn die Therapeutin Ferien macht, so daß Leila mit dem Gefühl in Berührung kommt, kein Containment mehr zu haben, und sehr konkret die Erfahrung des »Fallengelassenwerdens« ausagiert, als sie die Rolltreppe hinunterfällt.

Mich beeindruckt es sehr, wie es Leilas Therapeutin gelungen ist, mit einer so unzugänglichen Patientin zu arbeiten. Allmählich entwickelt sich einiges an Vertrauen in ihrer Beziehung: Leila beginnt zu träumen und ist nicht mehr so schweigsam und undurchdringlich, wie sie es am Anfang war. Für mich ist dieser Fall ein eindrucksvolles Beispiel dafür, wie in ein junges Mädchen Gefühle projiziert wurden, die sie unmöglich verarbeiten konnte, das heißt, er ist ein Beispiel für eine völlige Umkehr der Container-contained-Beziehung. Leila hatte psychische Schmerzen zu erleiden, mit denen wohl kaum jemand ohne die Entwicklung massiver Abwehrmechanismen fertig werden könnte. Eine dieser Abwehrformen ist die projektive Identifizierung mit der »alles gebenden Mutter«; eine andere ist die Unzugänglichkeit für Kontakte, wie ihre Therapeutin es zu spüren bekam.

Diese erste Form der projektiven Identifizierung ist pathologisch: die Identifizierung mit einem idealisierten Objekt, das alles geben kann und selbst nichts braucht. Die zweite Form der projektiven Identifizierung – die Schmerzen, die Leila in ihre Therapeutin projiziert – hat eine völlig andere Funktion, weil diese Funktion sich unmittelbar auf das Objekt bezieht, in das projiziert wird. Leila vermittelt ihrer Therapeutin das Gefühl, zurückgestoßen zu werden, abgelehnt und unerwünscht zu sein; in diesem Fall steht ihr jemand als Container zur Verfügung, der diese Gefühle verarbeiten und ihr nach und nach in einer Weise zurückgeben kann, über die nachgedacht und gesprochen werden kann. Wenn allerdings Ferien bevorstehen, wird es sehr schwierig; jedoch scheinen in Leilas Reaktionen auf Ferienunterbrechungen hoffnungsvolle Anzeichen dafür enthalten zu sein, daß sie letztlich doch in der Lage sein wird, eine Bindung einzugehen, auch wenn diese Bindung mit viel Kontrolle verknüpft ist: Sie kann es immer noch nicht ertragen, die Getrenntheit eines Objekts wahrzunehmen, das nach eigenem Ermessen kommen und gehen kann. Aber dieser Prozeß kann ihr schließlich, wenn auch nur sehr allmählich, die Erfahrung mit einer wirklichen Abhängigkeit vermitteln.

Zum Schluß möchte ich noch hinzufügen, daß zu Leilas Symptomatik auch eine immer wieder auftretende, aber nicht voll ausgebildete Bulimie gehört. Vielleicht kann Leila damit ihren verdrängten Wunsch zum Ausdruck bringen, sich von einem Objekt, das nichts hergeben will, gierig etwas anzueignen; gleichzeitig wird sie etwas, das sie in sich aufgenommen hat, durch Erbrechen wieder los. Diesen Vorgang nimmt Leila möglicherweise als etwas Verfolgendes wahr, denn in ihrer Phantasie hat sie das unzugängliche Objekt durch ihre Fresserei zerstört.

Die Arbeit in dieser Behandlung ist keineswegs abgeschlossen, aber ich gehe davon aus, daß angesichts der großen inneren Bereitschaft der Therapeutin ein erfreuliches Ergebnis zu erzielen sein wird und daß dieses Mädchen, das so viele unerträgliche Projektionen in sich hatte aufnehmen müssen, vielleicht allmählich die Erfahrung machen kann, einen Container zu akzeptieren, der sie containen kann.

Gillian

Ich möchte nun kurz noch eine andere Patientin vorstellen, eine junge Mutter, die ich vor drei Jahren zum ersten Mal gesehen habe und die jetzt dreimal in der Woche kommt. Gillian war damals zwanzig, und ihr kleiner Sohn Sam war vier Monate alt. Einige Monate lang brachte Gillian ihren Sohn mit zu mir, weil sie ihn sonst bei seinem heroinabhängigen Vater hätte lassen müssen; Gillian versuchte, sich von diesem Partner zu trennen. Sie hatte sich schriftlich an die Tavistock Clinic gewandt und ihre Schwierigkeiten kurz und prägnant dargestellt: Ihr Vater habe sie verlassen, als sie zehn war; ihre Mutter habe dann Probleme mit dem Alkohol bekommen, sei später psychiatrisch erkrankt und jetzt hospitalisiert. Ich zitiere ihre Worte: »Ich habe mich noch nicht an die Vorstellung gewöhnt, daß mein Vater gegangen ist, und jetzt muß ich mich mit dem Gedanken vertraut machen, daß meine Mutter geht. Ich bin erst neunzehn, habe gerade ein Kind bekommen und bin verzweifelt«. Gillian erwähnte in ihrem Brief nicht, daß sie eine Schwester, Cecily, hatte, die etwa ein Jahr jünger war als sie, und sie schrieb auch nichts über ihren Partner oder seine Probleme.

Die Sitzungen, zu denen Gillian ihren Sohn mitbrachte, bis sie eine befriedigende Betreuung für ihn während dieser Zeit gefunden hatte, waren sehr schwierig für sie. Gillian konnte es nicht ertragen, wenn ich meine Aufmerksamkeit Sam zuwandte. Wenn er in irgendeiner Weise quengeling wurde, gab sie ihm die Brust; er war dann ruhig, wenn auch nicht sehr lange. Er wollte Gillians Zuwendung, aber auch meine. Wenn Gillian mit mir sprach und ihn darüber irgendwie vergaß, pflegte er den Kopf unter dem übergroßen Pullover hervorzustrecken, den Gillian meistens trug (sie hob einfach den Pullover hoch, wenn sie ihn stillte, und entblößte nie ihre Brust), und fing an zu nöhlen. Oft steckte Sam ihr seine Hand in den Mund, so daß sie nicht weitersprechen konnte. Ohne Frage hätte Gillian damals am liebsten auch mir die Hand in den Mund gesteckt, damit ich mich ihr wieder zuwenden würde, wenn ich manchmal auch zu Sam etwas sagte, wie es in dieser Situation einfach nahe lag.

Gillian hatte in ihrem Brief an die Klinik mehrere Verluste erwähnt: den noch nicht lange zurückliegenden Verlust ihrer Mutter und den Verlust des Vaters, während ein anderer bedeutsamer Verlust nicht erwähnt wurde. Er trat ein, als Gillian erst ein Jahr alt war und Cecily geboren wurde, was meines Erachtens ein ziemlich dramatischer Einschnitt in ihrem Leben war. In unseren Sitzungen schien sich irgendwie eine Situation zu wiederholen, in der Gillian meine Aufmerksamkeit mit einem anderen Kind teilen mußte, so wie sie die Zuwendung ihrer Mutter mit Cecily hatte teilen müssen. Sam konnte unversehens von einem Sohn zu einem Geschwister werden und damit zu einem idealen Empfänger für die Projektion der Trennungsschmerzen angesichts eines Verlustes, den Gillian selbst nicht verkraften konnte.

Während der ersten Unterbrechung unserer Arbeit, einer zehntägigen Pause um Weihnachten, wurde Sam ganz besonders intensiv zum Auffanggefäß schlimmer Projektionen gemacht. Als Gillian im Januar wiederkam, fiel mir auf, daß Sam, der in seinem Kinderwagen saß, aus dem ihn seine Mutter offensichtlich auch nicht herausnehmen wollte, eine wunde Stelle an der Unterlippe hatte und sehr unruhig war. Gillian teilte mir sofort mit, daß sie angefangen hätte, ihn zu entwöhnen, und bereits »zwei Mahlzeiten losgeworden« sei (nur am Rande: Wegen der Unterbrechung waren fünf Sitzungen ausgefallen); es wäre aber ein ziemlicher Kampf. Sam wolle nicht aus der Flasche trinken und spucke die Milch wieder aus. Kaum hatte sie das gesagt, würgte Sam, der immer noch in seinem Kinderwagen saß, eine ziemlich große Portion Milch hoch (heute frage ich mich, ob er versuchte, etwas in ihn Projiziertes wieder loszuwerden).

Gillian kümmerte sich zwar um ihn, aber ohne rechte Aufmerksamkeit und voller Wut. Sie drehte sich zu mir um und sagte: »Ich könnte ihn umbringen«. Ich wandte mich zu Sam und sagte: »Es stimmt nicht, daß die Mama dich umbringen will, sie will eine kleine Gillian loswerden, die sehr böse auf mich ist, weil ich sie zehn Tage lang allein gelassen habe«. Ich bezweifle sehr, daß Sam meine Deutung Wort für Wort verstanden haben könnte, aber er muß sich irgendwie beruhigt gefühlt haben, denn er antwortete mir mit einem sehr traurigen Lächeln. Mir kam es vor, als hätte er zu mir gesagt: »Und ich bin derjenige, der dafür bezahlen mußte«. Ich deutete Gillian, was Sam mir für mein Gefühl gerade hatte sagen wollen; sie akzeptierte diese Reintegration ihres kindlichen Anteils sehr unwillig. In dieser Sitzung erfuhr ich auch, daß Gillian während der Pause viel Zeit mit Charlie verbracht hatte, dem Mann, von dem sie sich im November zu trennen versucht hatte. Charlie hatte Gillian an Weihnachten »eine Menge Stoff« geschenkt (diese Mitteilung kam sehr provozierend). Ihre Projektionen fingen also an, in das richtige »Gefäß« (receptacle) – oder besser, den richtigen Container – zu gelangen, denn ich fühlte mich in diesem Moment von starken Angstgefühlen überschwemmt, einer Angst, die sich anfühlte, als wäre viel Gutes vielleicht unwiederbringlich verlorengegangen. Später in dieser Sitzung hob Gillian ihren unruhigen Sohn aus dem Kinderwagen und gab ihm die Brust; Sam saugte eine Weile, und Gillian sagte ziemlich resigniert: »Er will nur an die Titten«. Als wollte er ihr widersprechen, ließ Sam kurz darauf die Brust los und begann, an einer Kordel zu saugen, die an der Kapuze seiner Strickjacke hing; ich sah ihn lächelnd an. Gillian nahm ihm die Kordel aus dem Mund und sagte sehr ärgerlich und laut: »Das doch nicht, du Idiot«. Dann steckte sie ihm wieder die Warze in den Mund. Sam gurgelte zustimmend und fing wieder an, an der Brust zu saugen. Ich merkte an, daß Sam vielleicht anfinge, an einer Kordel zu saugen – was nicht sehr nahrhaft sei –, wenn er spüre, daß die Aufmerksamkeit seiner Mutter woanders sei, wenn sie mit mir spreche, so wie vielleicht auch meine Aufmerksamkeit während der Ferien etwas anderem gegolten hätte. Gillian, die inzwischen viel ruhiger geworden und auch mit meinen »kodierten Mitteilungen« schon vertraut war, fragte mich, ob ich etwa die Joints meine, die sie während der Ferien geraucht hätte.

Interessanterweise nahm Gillian das Stillen wieder auf. Erst als Sam dreizehn Monate alt war, also erst etliche Monate später, wurde er ganz abgestillt. Meine Hoffnung ist, daß das Containment, das ich Gillian in ihren Sitzungen anbot, Sam die Erfahrung ersparte, wiederholt von seiner Mutter zum Empfänger ihrer in ihn projizierten seelischen Not gemacht zu werden.

Bis jetzt habe ich über Augen gesprochen, die als Organe für Projektionen benutzt wurden, über Eltern, die projizieren, statt zu containen, und über alarmierende klinische Situationen; deshalb möchte ich mit einem kleinen Beispiel schließen, das vielleicht etwas Entlastendes hat: Es ist eine sehr schöne und berührende Sequenz aus einer Sitzung, zu der Gillian ihren Sohn mitgebracht hatte, eine Sequenz, die sich in Säuglingsbeobachtungen oft finden läßt, wenn klar ist, daß die Augen (insbesondere die Aufmerksamkeit der Mutter) wie ein Magnet sind, der das Baby zusammenhält und sein »inneres Gerüst« verstärkt (E. Bick, persönliches Gespräch).

Sam saß zu Füßen seiner Mutter auf dem Teppich. Er hatte dreimal versucht, sich an der Couch hochzuziehen und hinzustellen, war aber jedesmal wieder umgefallen; zum Glück war er dabei durch seine Windeln gut abgepolstert. Gillian hatte ihn ignoriert. Ich hörte auf zu sprechen und sah zu Sam hinüber. Gillian blickte ihn jetzt auch an, lächelte und sagte mit liebevoller Stimme: »Kleines Dummerchen«. Sam sah sie an, ließ ihren Blick nicht mehr los und zog sich hoch, bis er alleine da stand; dabei hielt er sich ununterbrochen mit den Augen an den Augen seiner Mutter fest und strahlte vor Stolz.

Kapitel 9 | »Kein Zutritt« als Abwehrsystem: einige Gedanken über Jugendliche, die an einer Eßstörung leiden

Seit einigen Jahren beschäftige ich mich mit Patienten, die schwer zu erreichen sind; Patienten mit einer Eßstörung gehören oft in diese Kategorie. Viele von ihnen ließen mich denken: »Betreten verboten«; daraus habe ich meine Hypothese eines Abwehrsystems entwickelt, das ich »Kein Zutritt« genannt habe. Ich möchte in diesem Kapitel schildern, mit welchen Problemen ich mich bei der Diagnostik und Behandlung einer Jugendlichen auseinandersetzen mußte, die an einer Eßstörung litt und bei der dieses Syndrom – »Kein Zutritt« – besonders ausgeprägt war. Meine Überlegungen sind gleichzeitig eine Weiterführung des 8. Kapitels, in dem es um das Kind als Empfänger elterlicher Projektionen ging.

Als Sally siebzehn war und an den Symptomen einer sehr schweren Anorexie litt, wurde sie zum ersten Mal an das Adolescent Department an der Tavistock Clinic überwiesen. Als ich sie erstmals im Wartezimmer sah, stand mir ein junges Mädchen afro-karibischer Herkunft gegenüber, das sich in einen Anorak gewickelt hatte, in dem sie irgendwie zu schwimmen schien. Ihre Haare waren ganz kurz geschnitten, sie trug Bluejeans, und ich konnte sehen, wie dünn ihre Beine waren; an den Füßen hatte sie Männerschuhe. Ich notierte mir damals, »mein erster Eindruck war, einen sehr dünnen, zwölfjährigen *Jungen* vor mir zu haben«. Sally hatte die Ohrhörer ihres Walkmans um den Hals hängen, als sie mich mit ziemlich raschen und energischen Schritten auf dem Weg zu meinem Zimmer begleitete. Zu Beginn des Gesprächs sah es aus, als halte sie sich, eingemummt in ihre übergroße Daunenjacke, mit Hilfe einer deutlich spürbaren Muskelanspannung (Bick [1968] 2002, S. 239) zusammen, einer Art defensiver »Rüstung«. Ihr dünnes Gesicht ließ mich an einen ängstlichen Vogel denken; es wirkte blaß, aber eigentlich nicht gequält.

Die Anspannung ließ etwas nach, als ich ansprach, daß es wohl schwierig für sie sei, in eine neue Umgebung zu kommen und jemand Neuem zu begegnen. Vielleicht frage sie sich, was ich von ihr wissen wolle und was ich ihr sagen würde. Sally entspannte sich etwas und erzählte mir, »alle hätten sie auf dem Kieker« und behaupteten, sie esse zu wenig. Dann hörte sie auf zu sprechen und schien auf meine Frage zu warten, wieviel sie denn täglich essen würde. Ich sagte, ich hätte das Gefühl, daß sie es nicht leiden könne, wenn sie ausgefragt würde und »alle sie auf dem Kieker hätten«. Sie meinte, so wenig esse sie gar nicht, schließlich esse sie jeden Tag etwas Toast und Schokolade; sie sagte mir aber nicht, wieviel Toast oder Schokolade sie zu sich nahm (so wie sie aussah, hätte es auch eine halbe Toastscheibe und ein winziges Stück Schokolade sein können). Sie sagte, so dünn sei sie gar nicht, und nannte mir dann ihr Gewicht. Ihre Mutter sei noch viel, viel dünner, sie hätte nur noch fünfzig Pfund gewogen. An dieser Stelle fragte ich Sally, ob sie denn mit mir über ihre Mutter sprechen wolle, und fügte hinzu, sie könne mit mir sprechen, worüber sie wolle.

Dann fing Sally an zu erzählen. Ich hatte manchmal das Gefühl, daß sie sich jetzt ähnlich wie in ihren übergroßen Anorak in ihre Worte einhüllte. Ihre Mutter, sagte Sally, habe so gut wie nichts gegessen, vielleicht eine Scheibe Toast am Tag, sie hätte aber viel getrunken, sie sei Alkoholikerin gewesen. Sie sei gestorben, als Sally dreizehn war. Zuerst sagte sie, ihre Mutter sei an Nierenversagen gestorben, dann korrigierte sie sich und sagte: »Nein, vielleicht waren es nicht die Nieren«. Es hätte wohl an ihrer Alkoholabhängigkeit gelegen. Dann sagte Sally, *ohne daß ich sie etwas gefragt hätte*, der Gedanke an Alkohol sei ihr eklig, sie könne es überhaupt nicht leiden, die Kontrolle zu verlieren. Für mein Gefühl wollte sie mir mitteilen, daß sie nicht süchtig sei, nicht so krank wie ihre Mutter. Vielleicht hätte sie die Anorexie mit ihrer Mutter gemein, aber daran sei die Mutter nicht gestorben, sondern an ihrem Alkoholmißbrauch. Später wurde mir klar, daß sie mir mitteilte: »Es besteht keine Gefahr, daß ich sterbe. Die Sucht, die meine Mutter umbrachte, ist nicht meine Sucht. Ich bin nicht in Gefahr, Sie dürfen mich nicht ins Krankenhaus schicken«. Später sollte ich Gelegenheit haben, mehr über die Hintergründe ihrer Abwehrhaltung zu erfahren und über ihre Angst, ins Krankenhaus eingewiesen zu werden und wegen ihres Untergewichts künstlich ernährt zu werden. Sallys Mutter war mehr als einmal stationär aufgenommen und künstlich ernährt worden; sie war auch wegen ihres »Alkoholproblems« ins Krankenhaus eingewiesen worden, aber das hätte »wirklich überhaupt nichts gebracht«, meinte Sally.

Der Gedanke, sie könnte vielleicht *durch eine Sonde ernährt* werden, versetzte Sally in panische Angst. Sie war bis jetzt nicht in diese Situation geraten, wußte aber, daß ihre Mutter große Angst davor gehabt hatte. Und natürlich stimmte es, daß sie hätte stationär aufgenommen werden müssen, wenn sie nicht zugenommen hätte; aber glücklicherweise stieg ihr Gewicht in den folgenden Monaten. Als Sally mir von der Angst erzählte, die ihre Mutter vor künstlicher Ernährung hatte, ließ sie mich außerdem wissen, daß ihre Mutter fast immer Angst hatte, außer wenn sie sehr betrunken war. Zum Beispiel befürchtete die Mutter zu ertrinken, wenn sie in der Badewanne saß, so daß Sally ihr beim Baden die Hand halten mußte. Ich fragte sie, ob sie sich erinnern könne, wie alt sie war, als sie anfing, ihrer Mutter beim Baden die Hand zu halten. Sie war sich nicht sicher, vielleicht drei oder vier. Dann fügte sie hinzu, sie wisse, warum ihre Mutter soviel Angst hatte; als die Mutter sehr klein war, sei sie fast von ihrem eigenen Vater (Sallys Großvater mütterlicherseits) ertränkt worden. Bei einem heftigen Ehekrach hätte er den Kopf des Kindes unter Wasser gedrückt und seiner Frau (Sallys Großmutter) gedroht, er werde die Kleine ertränken.

Ich sagte dazu, sie scheine mir mitteilen zu wollen, daß frühe Erfahrungen ihre Spuren hinterlassen, und unterstrich, daß eigentlich *sie* es war, die mir das sagen wollte. Für mein Gefühl war dieses winzige bißchen alles, was Sally zu dieser Zeit an Zufuhr von mir akzeptieren konnte, ohne die Zähne zusammenzupressen. Danach erzählte mir Sally, daß sie sich an heftige Streitszenen zwischen ihren Eltern erinnern konnte, bevor sie sich trennten, als sie vier war. Sie blieb bei der Mutter, während ihre beiden Brüder zum Vater zogen. Als ihre Mutter starb, zog auch Sally zu ihrem Vater, blieb dort aber nur von ihrem dreizehnten bis zu ihrem sechzehnten Lebensjahr. Sie kam mit ihrem Vater und seiner neuen Frau schlecht zurecht und verließ an ihrem sechzehnten Geburtstag das Haus.

Vor Sallys Geburt hatte ihre Mutter drei Kinder verloren, eines davon war der Zwilling ihres ältesten Bruders gewesen; alle drei Kinder waren sehr jung gestorben (siehe auch Reid 1992). Sally erfuhr von einer Nachbarin, ihre Brüder seien gestorben, weil ihre Mutter sich nicht genügend um sie gekümmert habe; Sally wußte nicht, ob das zutraf. Dieselbe Nachbarin schaltete das Jugendamt ein, als Sally neun war, weil sie fand, das Kind werde schwer vernachlässigt. »Es stimmte sogar,« sagte Sally,

»meine Mutter gab mir nur ein bißchen Toast zu essen und gab alles Geld vom Jugendamt für ihren Schnaps aus.« Durch die Vermittlung des Jugendamts kam Sally in eine Pflegeeinrichtung, in der sie ein Jahr ohne Unterbrechung blieb und später auch noch kürzere Zeitspannen verbrachte. Später sollte ich erfahren, daß es noch einen weiteren Grund gab, warum sie mit neun in Pflege gegeben worden war; Sally hatte einer Sozialarbeiterin erzählt, daß einer der Partner ihrer Mutter sie sexuell mißbraucht hätte.

Der sexuelle Mißbrauch bestand darin, daß der Mann Sallys Hände um seinen erigierten Penis gelegt hatte. Es sei eher so gewesen, gab mir Sally sehr ausweichend zu verstehen, daß der Mann ihre Hand *auf* seine Hosen gelegt hätte; sie hätte geschrien, worauf er es mit der Angst bekam. Bei den Aufnahmegesprächen sagte Sally mir immer wieder, sie ekle sich richtig, wenn sie sich einen erigierten Penis vorstelle, und meinte, sie hätte auch nie einen gesehen. Sie hätte sich immer die Decke über den Kopf gezogen, wenn sie mit der Mutter im Schlafzimmer war, sagte sie; die Mutter hätte viele Liebhaber gehabt. Sally sagte mir auch, daß niemand sie je am Genitale berührt hätte; sie hoffe auch, bis ans Ende ihres Lebens nie einen Penis zu sehen zu bekommen oder anfassen zu müssen. Dabei drückte sich auf ihrem Gesicht so viel Ekel aus, als müßte sie sich gleich erbrechen. Als Sally darüber sprach, vermittelte sie mir denselben emotionalen Eindruck wie zuvor, als sie über ihre Mutter und deren künstliche Ernährung gesprochen hatte: die panische Angst, etwas oder jemand könnte »eine Schranke in ihr durchbrechen und sich Zutritt verschaffen«.

Wegen Sallys niedrigen Gewichts hatte ihre Periode aufgehört, was bei anorektischen Mädchen häufig der Fall ist, die nicht nur vor der Sexualität insgesamt Angst haben, sondern insbesondere auch vor der Penetration. Bei Sally war das »Kein Zutritt«-Syndrom sehr ausgeprägt. Sie hatte Angst, jemand könne ihre Haut »berühren«. Sie hatte viele weiche Kuscheltiere; beim Schlafen hatte sie oft einen Teddybär im Arm, dem sie einen Mädchennamen gegeben hatte. Sie sagte, sie würde mit dem Teddy reden, besonders wenn sie Alpträume hätte. Ich fragte sie, ob sie mir über einen dieser Alpträume etwas erzählen könnte. Sie gab zur Antwort, es gäbe einen schrecklichen Traum, der immer wieder käme, vermittelte mir aber das Gefühl, daß sie darüber nicht sprechen wollte. Bei dieser Gelegenheit machte ich wie nebenbei eine Bemerkung, die ich bei unseren Gesprächen noch oft wiederholte: »Betreten verboten«. Diese Bemerkung schien auf der richtigen Wellenlänge gewesen zu sein, denn Sally wiederholte meine Worte, lachte und gab mir das Gefühl, ich hätte sie verstanden.

Die Ärztin, die Sally an uns überwiesen hatte, war die einzige, die Sally körperlich untersuchen durfte, wenn es absolut unvermeidlich war. Diese Ärztin schien Sallys Angst davor, angefaßt zu werden, und überhaupt ihre Psychopathologie verstehen zu können; wegen der buchstäblich *lebensnotwendigen* Aufgabe, Sallys Gewicht im Auge zu behalten, blieben wir mit ihr in Kontakt. Sally war es allerdings gelungen, jeden Besuch beim Zahnarzt zu vermeiden, was ihre Mutter nicht weiter gestört hatte. Sie hatte einmal, als sie mit etwa zehn Jahren in einer Pflegeeinrichtung gelebt hatte, und ein weiteres Mal in der Zeit, die sie zwischen ihrem dreizehnten und ihrem sechzehnten Lebensjahr bei ihrem Vater verbracht hatte, einem Zahnarzt erlaubt, »in ihrem Mund rumzuwühlen«. Beide Male litt sie an einem Zahnabszeß und brauchte jedes Mal zuerst eine Kurznarkose, bevor ihr eine Lokalanästhesie gesetzt werden konnte, weil sie furchtbare Angst vor Spritzen hatte. Sie meinte, wenn man ihr »nicht etwas verpaßt« hätte, hätte sie sich bestimmt gewehrt und die Nadel abgebrochen. Sie fragte mich – eine der ganz wenigen direkten Fragen, die sie mir stellte –, wie man jemals die abgebrochene Nadel hätte wieder entfernen können, wenn sie ihr im Gaumen gesteckt hätte.

In diesem Moment war Sally meines Erachtens so zugänglich, daß ich eine Deutung wagen konnte. Ich sagte ihr, ich wüßte nicht, mit welcher Prozedur eine abgebrochene Nadel wieder entfernt werden könnte, aber ich hätte das Gefühl, sie hätte Angst, etwas könnte in ihr trotz der vielen »Betreten verboten«-Tafeln, die sie um sich herum aufgestellt habe, wie eingekapselt sein. Sie frage mich, ob sie hoffen dürfe, sich davon irgendwie wieder befreien zu können. Ich sagte ihr auch, daß wir dies in einer Klinik wie der unsrigen mit Worten und nicht mit einer Betäubung versuchen würden. Ich hoffte, wir könnten ihr helfen, so daß es ihr besser gehen werde, ohne daß sie stationär aufgenommen und mit einer Sonde ernährt werden müßte (ein weiteres persekutorisches Bild für einen intrusiven Fremdkörper).

An dieser Stelle würde ich gerne einfügen, daß mir aufgefallen ist, daß ich eine eher sanfte Stimme habe, wenn ich bei Erstgesprächen oder in einer Therapie mit Patienten wie Sally zu tun habe – also solchen, bei denen das Abwehrsystem »Kein Zutritt« einen großen Raum einnimmt. Ich versuche, mich nicht übermäßig genau auszudrücken, und bevorzuge eine Sprechweise, die eher an »Pastell-« als an »Grundfarben« erinnert. Als ich Sally sagte, daß wir hier nicht so vorgehen würden wie ihr Zahnarzt, war wahrscheinlich der Klang meiner Stimme eine größere Hilfe für sie als der tatsächliche Inhalt meiner verbalen Mitteilungen. In derselben Sitzung sprach ich mit Sally auch darüber, daß sie mir klargemacht habe, daß es eine Reihe von Themen gebe, beispielsweise ihre Alpträume, über die sie lieber nicht sprechen würde. Ich fügte hinzu, daß ich das verständlich fände, weil ich (und damit erinnerte ich sie daran) sie nur viermal sehen würde – diese Sitzung war das dritte der bei uns vorgesehenen vier diagnostischen Erstgespräche.

Sally wußte sehr genau, daß uns nur noch eine Sitzung blieb. Als sie mich fragte, zu wem sie kommen werde, wenn die Aufnahmegespräche abgeschlossen seien, deutete sie damit an, daß sie ein Therapieangebot akzeptieren könnte. Ich nannte ihr Mrs. L. Es beruhigte Sally offensichtlich, daß es sich um eine Frau handelte, und sie schien sich zu freuen, als ich ihr sagte, Mrs. L. würde sie dreimal in der Woche sehen können.

Rückblickend frage ich mich, ob Sally sich vielleicht mehr auf ihre Therapie hätte einlassen können, wenn ihr zunächst zwei oder vielleicht sogar nur eine Sitzung pro Woche angeboten worden wären. Meines Erachtens wird es Patienten mit einer Eßstörung noch zusätzlich schwer gemacht, wenn sie nach den Erstgesprächen die Therapie nicht bei derselben Person aufnehmen können, sondern wechseln müssen. Dies gilt selbst dann, wenn bei den Aufnahmegesprächen sorgfältig darauf geachtet wurde, die Entstehung einer Übertragungsbeziehung nicht zu begünstigen. Die Therapie bei Mrs. L. dauerte sechs Monate, und die anorektische Symptomatik Sallys wurde in dieser Zeit deutlich besser; Sally nahm mehr als sieben Kilo zu und war damit »außer Gefahr«. Aber mit dem Herannahen der Sommerpause fing sie an, Sitzungen zu versäumen. Sie weigerte sich, die Therapie im September wieder aufzunehmen, obwohl ihre Therapeutin wiederholt versuchte, sie dazu zu bewegen.

Etwa achtzehn Monate nach dem Abbruch der Behandlung schrieb Sally an die Klinik, daß sie gerne wieder zu einigen Sitzungen kommen würde (sie wollte aber nicht mehr zu Mrs. L.). Sie hätte auch gar nicht mehr zu Mrs. L. gehen können, da sie inzwischen nicht mehr an der Tavistock Clinic arbeitete. In der Ambulanzkonferenz wurde vorgeschlagen, daß Sally einen Termin bei mir bekommen sollte, und sie kam zur weiteren Abklärung und Exploration zu mir, wobei die Zahl der Sitzungen dieses Mal nicht von vornherein begrenzt war. Ich wußte zu diesem Zeitpunkt, daß ich ihr, wenn sie es wünschen sollte, eine Therapie vorschlagen und deren Dauer offenlassen konnte; ich denke heute, daß es für eßgestörte Patienten leichter ist, zunächst eine Sitzung pro Woche zu akzeptieren und die Zahl der Sitzungen dann allmählich zu erhöhen. Meines Erachtens besteht ein enger Zusammenhang zwischen dieser Beobachtung und dem »Kein Zutritt«-Syndrom.

Ich will auf die Veränderungen, die mir in Sallys Erscheinung auffielen, nicht ausführlich eingehen, nur darauf hinweisen, daß sie viel weiblicher geworden war. Ich wurde aber bald damit konfrontiert, daß es in ihrer Pathologie immer noch wesentliche Bereiche gab, für die die Regel »Kein Zutritt« galt. Sallys Eßprobleme waren inzwischen viel weniger besorgniserregend. Sie war immer noch in der Kategorie »außer Gefahr«, dünn, aber sicher nicht ausgemergelt. Sie kontrollierte ihre Nahrungsaufnahme sorgfältig und zählte die Kalorien. Es gab also Tage, an denen sie nahezu überhaupt nichts aß, wenn sie zuvor für ihr Gefühl zuviel gegessen hatte.

Bei unserer gemeinsam durchgeführten Untersuchung stellte ich einen unmittelbaren Zusammenhang her zwischen Sallys Beschäftigung mit der Menge ihres Essens und dem Maß an Hilfe, das sie von mir zu akzeptieren bereit wäre, ohne das Gefühl zu bekommen, ich »hätte sie auf dem Kieker«. Unsere Arbeit wurde mehr und mehr zu einer wirklich »gemeinsam durchgeführten Untersuchung«, als ich Sally sagte, daß sie dieses Mal die Therapie bei mir machen könne, wenn sie sich nach den Erstgesprächen dazu entschließen sollte. Sie müßte nicht zu jemand anderem wechseln. Ich sagte ihr auch, daß sie es vielleicht schwierig fände, öfters als einmal pro Woche zu kommen. Ich meinerseits war inzwischen viel gelassener. In der Gegenübertragung fand ich die »Betreten verboten«-Signale weniger beunruhigend und fühlte mich eher wie eine Mutter, die einen Teller mit Essen auf den Tisch stellt und es dem Kind überläßt, sich etwas zu nehmen oder auch nicht. Übrigens finde ich dieses Bild sehr hilfreich, um die Technik der mit dieser Art von Patienten gemeinsam durchgeführten Untersuchung zu beschreiben.

In der dritten Sitzung dieser zweiten Runde der Aufnahmegespräche beschrieb mir Sally den wiederkehrenden Alptraum, den sie in der *ersten* Runde erwähnt hatte. Vielleicht war sie *doch* in Sorge, ob unser Kontakt nach vier Sitzungen wie beim vorigen Mal zu Ende gehen würde; mir den Alptraum zu erzählen, konnte ihr Versuch sein, mich zu halten. Sie hatte sich sicherlich schon zwischen der zweiten und der dritten Sitzung dazu entschlossen, mir den Traum zu berichten, denn sie sagte, sie wüßte, es werde schwierig werden, den (Alp-)Traum zu beschreiben; deshalb hätte sie eine Zeichnung mitgebracht, die sie zu Hause gemacht hatte, um mir eine Vorstellung davon zu vermitteln. Der Traum besteht aus dem Gefühl, von einer Lähmung befallen und einer Invasion von Kaulquappen ausgesetzt zu sein. Die Kaulquappen dringen in alle Körperöffnungen ein. Ihrer Zeichnung nach war ihr Mund nur eine der Öffnungen, auf die sich diese Invasion einer ungeheuren Menge an Kaulquappen richtete.

Man könnte Sallys panische Angst, daß diese Fremdkörper in ihr Rektum oder ihre Vagina eindringen könnten, leicht auf ihre Angst vor eindringenden Spermatozoen eingrenzen, was meines Erachtens aber nicht ausreichen würde. Vor allem vermittelt der Alptraum sehr anschaulich Sallys Angst vor einer Invasion und einem Einbruch in ihr Inneres, während sie in einem hilflosen Zustand ist. Offensichtlich besteht auch ein enger Zusammenhang mit ihrer Angst vor Penetration, aber ich denke eigentlich an eine viel umfassendere Angst: eine Angst davor, *irgend etwas* den Zugang zu ihrem Inneren zu gewähren, egal durch welche Öffnung. Wir haben es mit einer massiven Konfusion über unterschiedliche Körperöffnungen zu tun, aber auch mit einer ganz tiefen Angst, die über diese Konfusion noch hinausgeht; jeder Eingang steht Verfolgern offen.

Ich möchte auf etwas zurückkommen, was mir Sally bei unserer ersten Begegnung gesagt hatte: Ihre Mutter hatte sie, als sie noch sehr klein war, gebeten, ihr beim Baden die Hand zu halten, weil sie panische Angst davor hatte, zu ertrinken. Für mich zeigt dieses Bild ganz anschaulich, wie ein Kind zum *Gefäß* für die Projektionen der Ängste eines Elternteils gemacht wird, von Ängsten, die die Eltern nicht selbst verarbeitet und verdaut haben. Das Kind hat zu diesem Zeitpunkt noch nicht die Möglichkeit entwickelt, etwas ihm auf diese Weise Zugefügtes zu verdauen und es in seinen eigenen »Kreislauf« aufzunehmen. Ich benutze mit Absicht den Begriff »Gefäß« (receptacle) und spreche nicht von einem »Container«, weil der Begriff Container die *Fähigkeit* zum Containment impliziert. Deshalb meine ich:

> *Die Symptomatologie eines umfassenden »Kein Zutritt«-Verhaltens kann ein Abwehrsystem darstellen, das ein Kind entwickelt hat, wenn es (in der frühen Kindheit) einer Invasion von Projektionen ausgesetzt war. Es ist anzunehmen, daß diese Projektionen vom Kind als verfolgende Fremdkörper erlebt wurden. Das »Kein Zutritt«-Syndrom erfüllt die Abwehrfunktion, allem, was als potentiell intrusiv und verfolgend erlebt wird, den Zugang zu blockieren.*

Damit möchte ich die Überlegungen aus dem 8. Kapitel fortsetzen.

Das »Kein Zutritt«-Abwehrsystem kann manchmal begrenzt und umschrieben auftreten und sich bei einigen Patienten lediglich in einer anorektischen Symptomatik manifestieren. Sallys Fall ist eines der extremsten Beispiele für diese Art der Symptomatologie, weil sich bei ihr die »Kein Zutritt«-Symptome nicht auf die anorektischen Symptome beschränkten. Sie zeigten sich auch in ihrer Angst vor einer Sondenernährung, ihrer panischen Angst vor dem Zahnarzt, vor Injektionen, vor sexueller Penetration oder vor dem Klingeln des Telefons oder des Weckers. Die »Kein Zutritt«-Symptome waren bei ihr so umfassend, daß sie sogar Angst davor hatte, *an* der Haut berührt zu werden.

Möglicherweise begann die Projektion von etwas, das Sally nicht verdauen konnte, schon bevor sie drei oder vier Jahre alt war und ihre Eltern sich trennten. Denn es ist nur schwer vorstellbar, wie eine sehr kranke Mutter, die, wie wir wissen, von ihrem Mann nicht viel Unterstützung erfuhr, in der Lage gewesen sein soll, die Trauer um die drei Kinder zu verarbeiten, die sie vor Sallys Geburt verloren hatte. Die Ähnlichkeit zwischen Kaulquappen und Spermatozoen läßt sogar vermuten, daß es einen Zusammenhang zwischen Sallys Alptraum und der Phantasie, von toten Babys – den Babys, die ihre Mutter nicht hatte betrauern können – verfolgt zu werden, geben könnte. Da die Kaulquappen in Sallys Beschreibung etwas Verschlingendes hatten, könnten sie auch etwas mit ihrer eigenen Gier zu tun haben. Für diese Gier gab es im Verlauf der Therapie sehr viel deutlichere Hinweise als während der Vorgespräche. Meine Überlegungen über den Alptraum mit den Kaulquappen (die Gier der toten Babys) beziehen sich allerdings mehr auf Material, das im Verlauf der Therapie auftauchte, und nicht auf Beobachtungen aus der ersten oder zweiten Runde der Aufnahmegespräche; ich will dieses Thema hier nicht vertiefen, weil es mir in diesem Kapitel vor allem um die Einschätzung und Begutachtung im Verlauf der Vorgespräche geht.

Zum Abschluß möchte ich noch anmerken, daß Bion von »namenloser Angst« sprach, wenn er Projektionen beschrieb, die vom elterlichen Objekt nicht aufgenommen, einem Containment unterzogen und verarbeitet, sondern zurückgegeben werden, und ich bin sicher, daß Sally diese »namenlose Angst« erlebt hatte. Ich meine allerdings, daß die Definition der *namenlosen Angst* sich ebensogut auf die Erfahrung eines Kindes anwenden läßt, das als *Gefäß* und Empfänger für elterliche Projektionen dienen mußte; es ist sogar die zutreffendste Definition, die ich bis jetzt dafür gefunden habe.

Kapitel 10 | Über Introjektionsprozesse: die Hypothese einer »Omega-Funktion«

Meine Überlegungen in diesem Kapitel basieren vor allem auf kleinianischen Ansätzen und einigen Konzepten Bions. Aber wenn ich versuchen soll, das Thema des 10. Kapitels zu umreißen, fällt mir kein schöneres Bild ein als Freuds Satz aus »Trauer und Melancholie«: »Der Schatten des Objekts fiel so auf das Ich« (Freud 1917, S. 435) und die Paraphrasierung dieses Satzes bei Abraham, als er davon sprach, »der strahlende Glanz der geliebten Mutter [habe sich] dem Ich … mitgeteilt« (Abraham 1924, S. 53). Beide Bilder waren mir bei der Behandlung Ingrids (siehe 5. Kapitel) in den Sinn gekommen.

Wenn es um die Beschaffenheit der inneren Objekte geht, ist dieses Spiel von Licht und Schatten bei der Beschreibung der inneren Welt und des inneren Raums – beide Konzepte haben im Werk Kleins eine zentrale Bedeutung – auf einmal fast mit Händen zu greifen. In Freuds Werk war das Vorhandensein eines inneren Raums implizit enthalten: Er sprach vom Schatten des *Objekts,* demnach mußte dieses innere Objekt einen *inneren Raum* einnehmen. Im Fall Schreber sprach Freud (1911e) davon, daß die äußere Katastrophe eine *innere Katastrophe* widerspiegle.

Ich möchte meine Beschreibung von Introjektionsprozessen mit einem Beispiel beginnen, das sich mehr auf die Licht- als auf die Schattenseite bezieht. Zunächst geht es mir um Introjektionsprozesse, die sich günstig auf die Entwicklung auswirken. Im zweiten Teil dieses Kapitels beschäftige ich mich dann mit besonderen Formen von Introjektionsprozessen, durch die *die Entwicklung behindert wird* und die unter Umständen zur Introjektion eines Objekts führen, das dann eine der Alpha-Funktion entgegengesetzte Funktion übernimmt.

Die »Lichtseite«

Den Prozeß, der gewissermaßen das »Bindegewebe« einer Persönlichkeit entstehen läßt, hat Melanie Klein in *Neid und Dankbarkeit* (1957) sehr schön definiert, als sie beschrieb, wie durch die Introjekton eines guten Objekts, »welches das Selbst liebt und beschützt und vom Selbst geliebt und beschützt wird« ([1957] 2000, S. 301), die Grundlage für ein Gefühl der Integration, der Beständigkeit und der inneren Sicherheit geschaffen wird. Bion hat Kleins Theorie weiterentwickelt und die *Funktion* dieses introjizierten Objekts herausgearbeitet, die vor allem darin besteht, über Gefühle nachdenken, sie verstehen und damit erträglich machen zu können. Nach Bions Auffassung muß ein Kind, um eine gesunde emotionale Entwicklung zu durchlaufen, im Umgang mit einem elterlichen Objekt (meist ist es die Mutter) die Erfahrung machen können, daß dieses Objekt eine Vielfalt von Empfindungen, Gefühlen und Unbehagen in sich aufnehmen kann, die das Kind selbst nicht benennen und über die es deshalb nicht nachdenken kann. Dadurch hat dieses Objekt, wie wir gesehen haben, die Funktion – Bion nannte sie »Alpha-Funktion« oder »Rêverie« –, diese Gefühle in sich aufzunehmen, ihnen eine Bedeutung zu verleihen und sie damit zu etwas werden zu lassen, worüber auch das Kind selbst nachdenken kann. Um diese Funktion übernehmen zu können, muß das elterliche Objekt in der Lage sein, psychische Schmerzen zu tolerieren, die das Kind selbst nicht tolerieren kann. Wenn das Kind immer wieder dieses Containment erlebt hat, kann es diese Funktion im Lauf seiner Entwicklung verinnerlichen. Dadurch ist es nach und nach in der Lage, selbst mit den Ängsten in seinem eigenen inneren Raum fertig zu werden.

Bei einer internationalen Tagung im Rahmen der Tavistock Model Courses zum Thema »Wiedergutmachung« haben mich die Fallpräsentationen von zwei Kindertherapeutinnen besonders beeindruckt. In der Übertragung ihrer kindlichen Patienten wurde sehr deutlich, wie *diese Kinder es zu schätzen wußten, daß ihnen beim Denken geholfen wurde.* Nicoletta Lana (in Cosenza et al. 1995) berichtete über Giorgio, ein Kind, das mit einer schweren Mißbildung des Zwerchfells zur Welt kam und deshalb sofort einer Operation unterzogen werden mußte. Im ersten Teil ihres Vortrags beschrieb die Therapeutin eine Konfusion in Giorgios innerer Welt, die der Konfusion in seinem Körper bei der Geburt, als notwendige Abgrenzungen noch nicht gesichert waren, sehr ähnlich war. Wir konnten die Entwicklung der Übertragungsbeziehung verfolgen; dieser Prozeß führte dazu, daß Giorgio, der damals zehn Jahre alt war, seine Therapie einen »Workshop für Gedanken« (»officina di pensieri«) nannte.

In einer weiteren Fallpräsentation von Rosemary Duffy (in Cosenza et al. 1995) ging es um ein Kind, das als Baby von seiner Mutter so schwer mißhandelt worden war, daß es in Lebensgefahr geschwebt hatte. Duffy beschrieb, wie Daniel anfangs voller Verfolgungsängste und sehr verwirrt war. Auch für ihn wurde die Therapie nach und nach zu einem »Workshop für Gedanken«, aber ich möchte hier in seinen eigenen Worten wiedergeben, wie er selbst eines der zentralen Konzepte aus Wilfred Bions Theorien definierte. So hört es sich an, wenn der siebenjährige Daniel mit seiner Therapeutin spricht: »Ich weiß, daß Sie gerade gedacht haben. Manchmal, wenn ich Ihr Gesicht denken sehe, denke ich gerade auch«. Später sagt er: »Ich überlege, ob ich einem ›Denkclub‹ beitreten soll«. Dasselbe Kind bat seine Therapeutin: »Bitte helfen Sie mir beim Denken der Gedanken«. Sicherlich hatte er zu diesem Zeitpunkt selbst den Wunsch, darüber nachzudenken, »wo es weh tut und warum es weh tut«, und konnte sich dabei auch helfen lassen.

Nach diesen Beispielen aus Therapien möchte ich jetzt zu einer Situation aus einer Kinderbeobachtung kommen, bei der es mir insbesondere um die Introjektion eines Objekts geht, mit dessen Hilfe es dem Kind gelingt, selbst zu denken und mit schwierigen Gefühlen fertig zu werden. Dabei ging es in diesem Fall nicht um traumatische Erfahrungen. Ich möchte ein kleines Mädchen, Julie, beschreiben, das ich von Geburt an beobachtet habe. Zum Zeitpunkt der Beobachtung, über die ich hier berichten möchte, war es neunzehn Monate alt.

Julie

Julie hatte einen heftigen Wutanfall, weil ihre Mutter sie nicht mit einem zerbrechlichen Gegenstand spielen lassen wollte. Sie war ganz rot im Gesicht geworden, hatte mit den Füßen aufgestampft und war eine Zeitlang sehr zornig und aufgebracht gewesen. Die Mutter nahm sie auf den

Schoß, und zunächst stieß Julie ihre Mutter von sich und rief: »Hau ab, hau ab«. Allmählich beruhigte sie sich, während ihre Mutter sie liebevoll festhielt und mit sanfter Stimme auf sie einsprach. Die Mutter sagte ihr, sie könne doch mit etwas anderem spielen, das nicht so leicht kaputtgehen würde, und bot ihr Stapelbecher aus Plastik an. Zuerst schmiß Julie die Becher weg, die Mutter hob sie auf und steckte sie ineinander. Dann setzte sich Julie auf den Boden und fing an, mit den Bechern zu spielen. Sie stapelte die Becher übereinander und baute einen Turm, den sie dann umwarf und wieder aufbaute, bis sie zum Schluß die Becher aufsammelte und ineinandersteckte. Dabei hatte die Mutter weiter mit ihr gesprochen und gesagt, Julie hätte den Turm umgeworfen, aber die Becher seien nicht kaputtgegangen. Julie lächelte ihre Mutter an und wiederholte: »Nicht kaputt«. Dann stand sie auf und holte ihre Puppe namens Poppy; sie war eine ihrer Lieblingspuppen noch aus der Zeit, als sie sehr klein war. (Ich hatte bei früheren Spielen gesehen, daß die Puppe eine Art *alter ego* für Julie war.) Julie nahm Poppy am Arm, schüttelte sie und stieß ärgerliche Laute aus. Auf sehr realistische Weise sah es jetzt so aus, als hätte die Puppe einen Wutanfall. Dann setzte Julie die Puppe ihrer Mutter auf den Schoß und vermittelte sehr deutlich, daß die Mutter der Puppe helfen sollte, damit es ihr wieder besser ginge. Die Mutter sprach mit der Puppe und gab sie dann Julie zurück, die mit der Sequenz von vorne begann, die Puppe schüttelte und sie dann wieder ihrer Mutter auf den Schoß setzte. Beim dritten Mal tröstete Julie die Puppe selbst, wobei sie zum Teil dieselben Worte wie ihre Mutter benutzte. Diese Sequenz wurde während des Beobachtungszeitraums mehrfach wiederholt und wurde immer mehr zu einem Spiel.

Es ist natürlich schwierig, die Gesamtstruktur eines Introjektionsprozesses zu erfassen, während er sich gerade in einer Beobachtungssituation abspielt. Wir konnten einen Ausschnitt davon sehen, eine Episode aus einem langwierigen Prozeß, bei dem es nötig war, daß Julie diese Sequenz immer wieder wiederholen mußte, während sie sich – auch wenn ich von einem Spiel gesprochen habe – gleichzeitig sehr ernsthaft damit auseinandersetzte,. Julie erarbeitete sich eine Unterscheidung zwischen dem Teil in ihr, der von Wut überwältigt war (dargestellt durch die Puppe), und einem anderen, der die Situation beobachten und versuchen konnte, sie zu verstehen oder sogar diese Gefühle zu besänftigen, so wie ihre Mutter es mit ihr gemacht hatte: nicht nur in diesem Moment, sondern im Verlauf der letzten neunzehn Monate immer wieder. Einer der für mich bedeutungsvollsten Aspekte an dieser Sequenz ist die Tatsache, daß Julie die Puppe zunächst ihrer Mutter auf den Schoß gesetzt hatte, fast als hätte sie zu ihr gesagt: »Zeig mir, wie es geht«. Diese Haltung, in die auch eine Komponente der Bewunderung für das Objekt einfließt, spielt bei Introjektionsprozessen, die sich günstig auf die Entwicklung auswirken, eine ganz zentrale Rolle.

Die »Schattenseite«

Am Anfang des Kapitels habe ich von Licht- und Schattenseiten und vom »Spiel des Lichts« gesprochen. Jetzt möchte ich mich mit Introjektionsprozessen beschäftigen, die viel stärker mit der Schattenseite zu tun haben und die Entwicklung des Kindes nicht nur nicht begünstigen, sondern geradezu behindern. Wilfred Bion beschrieb die Situation, wenn das Objekt unzugänglich ist und nicht bereit, Projektionen in sich aufzunehmen. Projektionen, die nicht angenommen wurden, kehren nach Bion als »namenlose Angst« wieder zum Kind zurück.

Bei meiner Arbeit mit Patienten, die an Eßstörungen litten, interessierte mich besonders die *Qualität* der Introjektionsprozesse und insbesondere die Introjektion einer Funktion, die ich als mögliche *Omega-Funktion* bezeichnen möchte, weil sie sich durch Eigenheiten auszeichnet, die sozusagen am entgegengesetzten Ende des Spektrums der Alpha-Funktion liegen. Eine »Omega-Funktion« entsteht aus der Introjektion eines Objekts, das nicht nur unzugänglich ist, sondern außerdem vor Projektionen überquillt. So wie die Introjektion der Alpha-Funktion dazu verhilft, Verbindungen und eine Struktur herzustellen, so führt die »Omega-Funktion« zum gegenteiligen Effekt; sie unterbricht und fragmentiert die Entwicklung der Persönlichkeit.

Diese Eigenschaften erinnern an die jüngste Entwicklung im Bereich der Bindungstheorie. Mary Main (Main und Solomon 1990) ist der Meinung, daß den drei allseits bekannten Kategorien von Bindungsmustern (sicher, ambivalent und vermeidend) eine vierte Kategorie hinzugefügt werden sollte, die einer *desorganisierten und desorientierten Bindung.*

Kinder, die eine »desorganisierte, desorientierte« Bindungsform entwikkelten, waren mit Eltern aufgewachsen, die selbst ein Trauma erlitten hatten und entweder *ängstlich* oder *ängstigend* oder beides waren. Aus psychoanalytischer Sicht handelt es sich bei »ängstlichen oder ängstigenden« Eltern um solche, die *Angst projizieren, statt sie zu containen.*

Um deutlich zu machen, was ich unter der »Omega-Funktion« verstehe, möchte ich einige kurze Beispiele aus Säuglingsbeobachtungen vorstellen, bei denen äußere Faktoren (die nichts mit der Psychopathologie der Eltern zu tun hatten) eine Situation herbeiführten, in der der Säugling selbst zum *Gefäß* wurde, das Ängste auffangen mußte, die er nur als verfolgend erleben konnte. Der Versuch, die Introjektion dieser desorganisierenden »Omega-Funktion« zurückzuweisen, führte bei diesen Kindern zu schweren Eßproblemen. In beiden Fällen war den Eltern kein Containment der in sie projizierten Ängste möglich, insbesondere konnten sie *die Todesangst des Säuglings* nicht containen, die Bion als die schlimmste der frühen Ängste bezeichnet hat. In beiden Beispielen waren die Eltern selbst schwer belastet. Sie trugen an der Last einer Trauer, die sie nicht verarbeitet hatten oder vielleicht auch nicht verarbeiten konnten. Wegen ihres eigenen Zustandes konnten sie die Todesangst ihres Kindes nicht an sich heranlassen, so daß ein Prozeß einsetzte, der die Todesangst des Kindes nur noch verstärkte. Dadurch fehlte es dem Kind nicht nur an Containment, sondern es mußte sogar als *Gefäß* dienen, das die Projektionen der Eltern auffangen sollte. Beide Kinder schienen ein Objekt introjiziert zu haben, das eine »Omega-Funktion« ausübt.

Faruk und Patrick

Faruks Eltern waren Flüchtlinge aus Somalia; beide Eltern hatten Angehörige durch den Krieg oder die Hungersnot in ihrem Land verloren. Sie hatten auch keine Möglichkeit, zu den überlebenden Familienmitgliedern Kontakt aufzunehmen, weil diese auf der Suche nach Nahrung ständig umherzogen und deshalb nicht erreichbar waren. Als das Kind wegen schwerer Eßprobleme – Faruk verweigerte die Nahrung und litt unter ständigem Erbrechen – in die Kinderabteilung eines Londoner Krankenhauses aufgenommen wurde, hatten die Eltern keinen Zugang zu Nachrichten aus Somalia. Fouzia, die Mutter, war fast sicher, daß ihr Vater tot war, konnte sich aber keine Gewißheit verschaffen, so daß sie auch nicht anfangen konnte, über ihren Verlust zu trauern.

Für eine Familie, in der viele Angehörige am Hungertod gestorben waren, war Faruks Symptom, die Nahrung zu verweigern, besonders schwerwiegend. Es verstärkte die Angst der Mutter, daß ihr Kind womöglich sterben könnte, nur noch mehr. Aus Angst davor versuchte die Mutter ihren Sohn oft zum Essen zu zwingen; eine Alternative bestand darin, ihm die Flasche zu geben, während er schlief. Mariangela Pinheiro (Pinheiro 1993), eine Studentin der University of East London, die an unserer Klinik ihr Beobachtungspraktkum machte, war der Familie als »teilnehmende Beobachterin« zugeteilt. Einige ihrer Beobachtungen stützen die Hypothese, daß sehr viel von der Angst der Eltern vor Tod und Sterben in das Kind übergeflossen sein könnte, so daß Faruks Nahrungsverweigerung, zumindest teilweise, die Bedeutung gehabt haben könnte, die Introjektion eines überfließenden Objekts zurückzuweisen, die zur Desorganisation seiner inneren Welt geführt hätte.

Trotz dieser Zurückweisung, buchstäblich einer »Re-jektion«, gab es auch Anzeichen dafür, daß Faruk bereits einige störende und beunruhigende Elemente introjiziert hatte. Eine Beobachterin schreibt beispielsweise, als Faruk vierzehn Monate alt ist, daß er nicht in der Lage sei, auch nur für eine kurze Zeitspanne mit seiner Aufmerksamkeit bei einer Aufgabe zu bleiben; er sei leicht abzulenken, wirke oft kopflos und sei ziemlich ungeschickt in seiner Koordination, wenn es darum gehe, einen Gegenstand richtig festzuhalten. Glücklicherweise gab es neben diesen wenig organisierten oder sogar desorganisierten Momenten auch solche, in denen das Kind eine bessere Koordination und eine größere Kohäsion zeigte.

Dieselbe »teilnehmende Beobachterin« beschrieb noch einen anderen, sogar noch beunruhigenderen Fall (Pinheiro 1993). Patrick, ein vier Monate altes Baby, wurde zunächst an die pädiatrische Abteilung eines Londoner Krankenhauses überwiesen, weil er die Nahrung verweigerte und sowohl feste wie flüssige Nahrung wieder ausspuckte. Er wog bei seiner Aufnahme kaum mehr als bei der Geburt, und auch in seinem Fall hatten die Eltern große Ängste, ihr Kind könnte sterben. Vor Patrick hatten die Eltern bereits drei Kinder gehabt, die alle als Frühgeburt zur Welt gekommen und innerhalb weniger Stunden nach der Geburt gestorben waren. Auch Patrick war eine Frühgeburt, und seine Mutter weigerte sich während der ersten Woche nach seiner Geburt, ihn auch nur anzusehen, weil sie überzeugt war, auch er »würde wieder gehen wie die anderen«. Patricks Nahrungsverweigerung steigerte die Ängste der Eltern natürlich ins Unermeßliche, und diese Angst floß über in das Kind. Es versuchte, die Projektionen mit großer Heftigkeit zurückzuweisen, viel heftiger noch als das bei Faruk zu beobachten war. Mit Hilfe des Krankenhauses, in dem das Kind aufgenommen worden war, und mit Unterstützung der »teilnehmenden Beobachterin« verbesserte sich Patricks Situation, aber es war außerordentlich schwierig, die Eltern davon abzuhalten, in ihrer panischen Angst das Kind zwangsweise zu füttern.

Nach einem Besuch bei der Familie, als Patrick sieben Monate alt war, beschrieb die Beobachterin die Küche als ein »Schlachtfeld« voller Essensreste, die Patrick durch die Gegend geworfen oder auf die Möbel gespuckt hatte. In dieser Beschreibung wird eine Funktion sehr anschaulich wiedergegeben, die in der inneren Welt des Kindes eher desintegrierend als integrierend wirksam ist. Wenn wir die bei einer Säuglingsbeobachtung entstandene, lebendige Schilderung der Küche in ähnlicher Weise betrachten wie eine Zeichnung aus einer Kindertherapiesitzung, sehen wir, daß ein wesentlicher Faktor beim Zustandekommen der Fragmentierung der inneren Welt in der explosiven Wut des Kindes zu sehen ist, eines Kindes, dem kein Containment angeboten wird, das aber als Gefäß für Projektionen dienen und sie aufnehmen muß, mit denen es nicht fertig werden kann.

Ich bevorzuge den Begriff »Omega-Funktion« gegenüber dem Begriff einer »Minus-Alpha-Funktion«, weil ich mich nicht auf Bions Negativ-Grid beziehen wollte. Die Projektion von Ängsten in das Kind impliziert noch nicht, daß auch Elemente wie die Perversion von Verbindungen, oder falsche Verbindungen, wie sie für den Negativ-Grid charakteristisch sind, vorhanden sind. Bei dieser Projektion entsteht eine unerwünschte, vielleicht sogar eine gefährliche, aber nicht notwendigerweise eine perverse Verbindung. Wenn Faruks oder Patricks Eltern ihre Todesängste in ihre Kinder projizierten, lag meines Erachtens darin überhaupt nichts Perverses.

Daniel

Zum Abschluß dieses Kapitels möchte ich noch einen weiteren Patienten vorstellen, der ebenfalls als Frühgeburt zur Welt gekommen war und inzwischen in der Adoleszenz ist. Daniel litt unter einer schweren Bulimie und war suizidal, als er mit der Therapie begann. Er erzählte mir, daß er bei seiner Geburt in dem County, in dem seine Eltern lebten, das kleinste Baby weit und breit gewesen sei. Er verbrachte über zwei Monate im Inkubator, und die Ärzte hatten ihn, wie seine Mutter sagte, aufgegeben. Während Daniel noch im Inkubator lag, wurde seine Mutter mit einem »Ersatzkind« schwanger, das elf Monate nach Daniel geboren wurde. Wäre Daniel voll ausgetragen worden, betrüge der Altersabstand zwischen den beiden Kindern nur acht Monate.

Daniel fehlte es ganz konkret an einem Raum, der ihn hätte containen und halten können, als er den Platz im Schoß seiner Mutter schon zu einer Zeit verlor, als der ihm eigentlich noch zugestanden hätte. Darüber hinaus war seine Mutter eine Frau, die selbst in ihrer Kindheit schwere Deprivationen ertragen mußte und an schweren psychotischen Symptomen litt, so daß sie ihren Kindern keinen rezeptiven Raum zur Verfügung stellen konnte. Während ihrer häufigen Einweisungen in psychiatrische Krankenhäuser (die erste erfolgte, nachdem sie versucht hatte, das Haus in Brand zu stecken) waren ihre Kinder oft lange in Pflegeeinrichtungen untergebracht. Daniels Vater war ein Alkoholiker und außerdem von harten Drogen abhängig, so daß er ebenfalls nicht in der Lage war, sich um die Kinder zu kümmern. Daniel hatte wie seine Mutter mit fünfzehn eine Anorexie entwickelt und mit achtzehn, ebenfalls wie sie, eine Bulimie.

Ich habe Daniels Mutter nie kennengelernt, habe aber einige Informationen über sie erhalten, weil sie bei einer Kollegin an der Tavistock Clinic in Behandlung war. Sie leidet mit Sicherheit an einer schweren Psychopathologie, was Daniel deutlich von den anderen Kindern unterscheidet, die ich weiter oben beschrieben habe. Daniel scheint, vor allem durch die Beziehung zu seiner Mutter, ein Objekt introjiziert zu haben, das Chaos, Unruhe und Angst in seine innere Welt trägt. Das zeigte sich sehr deutlich, als ich anfing, mit ihm zu arbeiten, denn damals versuchte er, diese in ihm wirksame Beeinträchtigung durch seine bulimische Symptomatik loszuwerden. Zu der Zeit, als die Behandlung begann, hatte er bis zu sechsmal täglich Freß- und Brechanfälle, und in den Sitzungen mit ihm fühlte ich mich oft von sehr verwirrendem Material überflutet, bei dem ich Mühe hatte, Verbindungen herzustellen.

Aber mein Gegenübertragungserleben unterschied sich sehr deutlich von der Gegenübertragung bei Patienten, die darauf aus waren, Verbindungen anzugreifen. Daniel hatte große Angst, daß seine Projektionen tödlich sein könnten und daß ich sie ihm zurückgeben würde. Ich erinnere mich an einen Brief, den er mir nach einer Donnerstagssitzung schrieb.

> Ich war erst heute bei Ihnen, und jetzt bin ich schon hier am Schreiben. Ich bin sicher, daß Sie mich leid sind. Seit unserem Treffen habe ich fast jede Minute mit Lesen verbracht. Ich habe mit Platon angefangen wegen meines Essays, dann fiel mir ein, daß ich mit dem Buch von Joyce noch nicht fertig war, also hörte ich mit Platon auf und fing an, Joyce zu lesen. Inzwischen ist es elf Uhr nachts. Ich habe ein bißchen Platon gelesen, ein kleines bißchen Joyce und bin fast fertig mit dem erstaunlichen Buch von Wilde *Das Bildnis des Dorian Gray*, aber ich habe nicht viel davon in Erinnerung behalten. Dann fing ich wieder an, Platon zu lesen, aber ich kann an nichts dranbleiben. Wenn ich morgen zu einer Sitzung kommen könnte, könnten Sie mir helfen, mir einen Reim darauf zu machen, was hier abläuft.

Aus diesem Brief spricht zweifellos eine große Idealisierung, aber meines Erachtens auch ein ganz echter Wunsch, etwas in sich aufnehmen zu können, das von Dauer wäre; der Brief enthält auch etwas von dem Wunsch: »Zeig mir, wie es geht«, der in der Beziehung der kleinen Julie zu ihrer Mutter spürbar geworden war. Man kann aus seinen Worten auch hören, daß etwas in ihm wirksam ist, das Angst hervorruft und stört, vielleicht so etwas wie eine desorganisierende »Omega-Funktion«. Er greift jetzt nicht mehr x-beliebig nach irgendwelcher Nahrung, sondern nach Büchern, aber immer noch kann er nichts in sich behalten.

Inzwischen ist einige Zeit vergangen, und in Daniels innerer Welt sind neben den Schattenseiten auch einige hellere Bereiche aufgetaucht. Ich glaube nicht, daß man schon von einer *stabilen* Introjektion der Alpha-Funktion sprechen kann, die ihm helfen könnte, mit dem störenden Eindringen der Omega-Funktion fertig zu werden. Aber von einem deskriptiven Blickpunkt aus könnte man sagen: Daniel kann sich inzwischen auf manches in seinem Leben »einen Reim machen«. Er hat keine bulimischen Symptome mehr, er hat verschiedene Examina bestanden und lebt mit seiner Freundin zusammen, einer spanischen Studentin, die meines Erachtens mit beiden Beinen auf dem Boden steht. Die Beziehung zu seiner Mutter ist nicht mehr so konflikthaft.

Nun zurück zu seiner inneren Landschaft. Im Rahmen dieses Kapitels ist es mir nicht möglich, eine Sitzung detailliert wiederzugeben. Aber ähnlich wie ich weiter oben ein Spiel der kleinen Julie beschrieben habe, um einen Blick darauf werfen zu können, wie sie einige Aspekte der Beziehung zu ihrer Mutter introjizierte, möchte ich jetzt kurz auf einen Traum Daniels eingehen, der mich hoffen ließ, daß Introjektionsprozesse bei ihm eine gute Entwicklung nehmen könnten. Daniel sollte einen Essay über den »Unterschied zwischen Wissen und Glauben« schreiben; die Arbeit an diesem Essay bereitete ihm große Schwierigkeiten. In seinem Traum sprach ich mit ihm und erklärte ihm, daß er in unserer Beziehung etwas wie einen Glaubensakt brauche, da er in bezug auf mich über wenig Gewißheit und Wissen verfüge. Dieser Traum schien sich auf etwas zu beziehen, worüber wir im Zusammenhang mit den bevorstehenden Ferien und Daniels Gefühl, meiner nicht sicher sein zu können, gesprochen hatten. Daniel hatte Angst, daß ich ihn »leid war« und vielleicht nicht zurückkommen würde.

Es gab in dem Traum auch nicht den Hauch einer Ambivalenz, und zweifellos enthielt er ein Element der Idealisierung. Es fiel Daniel immer noch schwer, den Konflikt gemischter Gefühle mir gegenüber auszuhalten. Trotzdem half ihm der Traum, sich »einen Reim zu machen« und seinen inneren Objekten zu vertrauen. Er war in der Lage, bis zur nächsten Sitzung seinen Essay über Wissen und Glauben zu schreiben. Meines Erachtens hatte ich im Traum die Funktion, ihm dabei zu helfen, über etwas Schmerzliches nachzudenken, das mit seiner durch die bevorstehenden Ferien noch verstärkten Trennungsangst zu tun hatte. Es war meine Rolle, ihm beim Nachdenken darüber zu helfen, »wo es weh tut und warum es weh tut«, damit er vielleicht besser als zuvor psychische Schmerzen aushalten könnte.

In der Beobachtungssituation mit Julie zeigte sich etwas Ähnliches, als sie ihre Mutter bat, ihr bei der Reintegration ihrer Wut- und Frustrationsgefühle zu helfen; aber das zentrale Element in Daniels Traum betrifft den psychischen Schmerz, wenn es um *Verlust* und *Trennung* geht. Wie wir gesehen haben, schreibt Freud in »Trauer und Melancholie« (1917), »der Schatten des Objekts fiel so auf das Ich« (S. 435), wenn die Erfahrung des Verlustes nicht durchgearbeitet wird und dieser Prozeß mißlingt, sei es nun im Zusammenhang mit einem tatsächlichen Verlust oder einer Trennung. Faruk und Patrick zu beobachten, hat uns den Schatten dieser schweren »Wolke« spüren lassen, die zu Verlusterfahrungen gehört, die nicht betrauert wurden oder nicht betrauert werden können.

Eine einwöchige Ferienpause war an sich keine dramatische Trennung; für Daniel bedeutete sie aber eine Herausforderung, über jemand Abwesendes nachzudenken und diesen Menschen als ein gutes Objekt in sich zu bewahren. Deshalb gibt der Traum Anlaß zur Hoffnung, daß Introjektionsprozesse begonnen haben, die wahrscheinlich Daniel in dieser Richtung weiterhelfen können. Ich hoffe, daß unsere Arbeit ihm dazu verhilft, das zu verinnerlichen, was ich in Kleins Worten im 5. Kapitel schon als Grundlage eines Gefühls der inneren Sicherheit zitiert habe, nämlich die Introjektion eines Objekts, »welches das Selbst liebt und beschützt und vom Selbst geliebt und beschützt wird« (Klein [1957] 2000, S. 301).

Kapitel 11 | Fremdkörper

In diesem Kapitel möchte ich meine Arbeit mit einem Jugendlichen, den ich im 10. Kapitel schon kurz erwähnt habe, genauer beschreiben. Daniel war ein Patient, der für die Projektionen seiner Eltern extrem durchlässig geblieben war. Ein schützendes Abwehrsystem wie »Kein Zutritt« hatte sich bei ihm nicht entwickelt (siehe 9. Kapitel). Ich erinnere daran, daß er als extreme Frühgeburt zur Welt gekommen war und seine Mutter ihn aufgegeben hatte; die Ärzte hatten ihr gesagt, daß er nicht überleben werde.

Ein Kind, das so schwer depriviert war, mußte in der Übertragungsbeziehung zunächst ein gewisses Vertrauen in mich als zuverlässigen Container entwickeln, bevor es aufhören konnte, etwas Unbelebtes wie Lebensmittel oder die Bücher, die er »verschlang« (»ständig verfügbare *Dinge*«, auf die er nie warten mußte), zu kontrollieren, und dazu übergehen konnte, sich auf eine Abhängigkeitsbeziehung zu einem Menschen einzulassen: zu jemand, den er eben nicht so kontrollieren konnte wie unbelebte Dinge – wobei zwischen Abhängigkeit und Sucht unterschieden werden muß.

Daniel war bei seiner Geburt valiumabhängig, er hatte also von Anfang an die Erfahrung gemacht, daß Fremdkörper ganz konkret in seinen Blutkreislauf einsickerten. Er kam zehn Wochen zu früh zur Welt und zeigte bei der Geburt eine Reihe von Mißbildungen, unter anderem einen Verschluß der äußeren Nasenöffnungen. Man wird sich erinnern, daß Daniels Mutter schon, als er noch im Inkubator lag, wieder schwanger geworden war. Das neue Baby, Julian, kam als schönes normales Kind zur Welt. Die Mutter sagte, sie hätte Daniel nach der Geburt nicht anschauen können, weil er so deformiert war und sie Deformierungen haßte.

Als ich mit Daniel vor etwa vier Jahren, kurz nach seinem achtzehnten Geburtstag, zu arbeiten begann, war er ein attraktiver Junge von durchschnittlicher Größe. Ich beschäftige mich hier vor allem mit einem späteren Behandlungsabschnitt, nachdem ich die Zahl der wöchentlichen Sitzungen von drei auf vier erhöht hatte; die innere Verfassung des

Patienten und die seiner ursprünglichen Eßstörung zugrundeliegende Dynamik war im Rahmen der Übertragungsbeziehung viel deutlicher geworden. Anfangs verstand ich Daniels Bedürfnis, mich zu kontrollieren – insbesondere, indem er durch seine Suiziddrohungen in der Gegenübertragung bei mir große Ängste hervorrief –, als eine Form von Omnipotenz, ähnlich wie ich sie bei einem anderen sehr deprivierten Kind, David (den ich im 6. Kapitel vorgestellt habe), kennengelernt hatte. Sie ist wie ein primitiver Zwang, der eine »Überlebensfunktion« erfüllt (Symington 1985).

Ein Traum aus der Anfangszeit der Behandlung vermittelte mir, daß Daniel die Erwartung hatte oder zumindest den Wunsch, von mir so gehalten zu werden, als sei er wieder ein kleiner Säugling. Er war damals in einer besonders schwierigen Situation, weil zu erwarten war, daß seine Mutter wieder in die Psychiatrie aufgenommen werden mußte und sie massiv in ihn projizierte. *Er träumte, daß ich ihn hochnahm, als wäre er ein Baby, und ganz fest hielt.* Als er mir den Traum erzählte, sagte er, er wisse, daß er sich wünschte, daß es früher so für ihn gewesen wäre. Er hätte es zum Beispiel schön gefunden, wenn ich ihm geholfen hätte, sich auf sein Leben, das Projekt Leben, »einen Reim zu machen« (siehe 10. Kapitel). Er wisse nicht, welches Fach er studieren solle, wenn er zur Universität gehe, aber ich würde ihn gut genug kennen, um es für ihn herauszufinden.

Ihn mit dem frühen mütterlichen Containment zu versorgen, das ihm gefehlt hatte, war eine Rolle, die ich nicht übernehmen konnte. Ähnlich wie Martin (siehe 3. Kapitel) erwartete Daniel, in der Gegenwart das zu bekommen, was ihm in der Vergangenheit gefehlt hatte. Er brauchte Hilfe, um mit dem Schmerz fertig zu werden, den es ihm bereitete, zu realisieren, daß er das, was er als kleines Kind gebraucht hätte, betrauern mußte und daß dies niemals durch eine heute ständig verfügbare und konstante Bemutterung aufgehoben werden konnte; Martin hatte die Phantasie von einem »Restaurant, das Tag und Nacht durchgehend geöffnet« war (siehe 3. Kapitel). Der Prozeß, der dem Behandlungsstadium, das ich in diesem Kapitel detailliert wiedergeben möchte, vorausgegangen war, erforderte von Daniel einen äußerst schmerzhaften Verzicht.

Wie ich schon im vorigen Kapitel ausgeführt habe, gab es Zeiten, in denen ich in der Gegenübertragung sehr verwirrt war. Für mich bezog sich diese Konfusion nicht auf einen Wunsch Daniels, Verbindungen aufzubrechen und mir das Denken unmöglich zu machen (siehe 3. Kapitel: »Sie denken dauernd!« – »Sie sind eine Hirnschachtel!«), sondern eher darauf, daß er ein Objekt brauchte, das seine Konfusion spüren konnte und trotzdem in der Lage war, sich »einen Reim darauf zu machen«. Ich versuchte, seine Erfahrung mit schädlichen Fremdkörpern, die in ihn eindringen konnten, zu entgiften, so daß er nach und nach die Funktion eines Objekts verinnerlichen konnte, das »in der Lage war, die Bedeutung seiner emotionalen Erfahrungen zu erkennen« (Bion 1962).

In der Anfangsphase der Behandlung war es schwer, zwischen seinem berechtigten Wunsch nach Containment und dem Wunsch, eine tödliche und lähmende Kontrolle über mich auszuüben, zu unterscheiden. Ich schwankte in meiner Einschätzung, ob ich nun in meinen Übertragungsdeutungen und meiner Haltung ihm gegenüber zu nachgiebig oder zu streng sei. Daniel hatte, anders als Louise und Martin (1. und 3. Kapitel), weder die Bindung an sein ursprüngliches Objekt aufgekündigt noch sich in »ungute Allianzen« zurückgezogen wie Pekka und Ingrid (4. und 5. Kapitel). Dagegen hatte er einige Ähnlichkeiten mit einem sehr deprivierten Patienten, David, den ich im 6. Kapitel beschrieben habe: eine starke, wenn auch kontrollierende Bindung an ein Objekt.

Daniel erzählte mir, daß seine Mutter an ihm vor allem seine »Hartnäckigkeit« schätzte. Er hatte es von klein auf gelernt, »sich zehnmal mehr als andere anzustrengen«. Seine Mutter hätte, erzählte er mir, ganz stolz über ihn gesagt: »Mein Daniel rennt zu dem Laternenmast dort und wieder zurück, wenn ich ihn darum bitte«. Schon als er noch sehr klein war und zeitweise im Kinderheim gelebt hatte – solange seine Mutter in der Psychiatrie war –, hatte er es gelernt, seine Schnürsenkel selbst zu binden. Er glaubte, es würde seiner Mutter gefallen, wenn sie sehen könnte, »was für ein schlauer kleiner Junge er war« (er sagte das nicht ohne Bitterkeit). Seine Brüder ließen ihre Schnürsenkel einfach offen, bis jemand kam und ihnen beim Zubinden half.

Die Mutter schätzte Daniels akademische Erfolge, und er war im Studium immer sehr erfolgreich gewesen. Sein Bruder Julian, der viel größer war als er und »Schultern wie ein Boxer« hatte, hatte sich nie mit Lernen herumgeplagt. Er würde als »Steineklopfer enden mit der *Sun* (einer Zeitung) in der Gesäßtasche«.

Als Daniel zwölf war, pflegte er jeden Morgen zehn Minuten auf der Stelle zu joggen, um fit zu werden. An seinen Schultern konnte er nichts ändern, und seine Mutter sagte immer wieder zu ihm, er hätte »keine Schultern«. Meines Erachtens hatte Daniel das Gefühl, sein Bruder hätte den *Sun*-Schein des Lächelns seiner Mutter sicher in der Tasche. Daniel hatte seine Mutter zu den Wettkämpfen begleitet, bei denen Julian mitmachte und hatte gehört, wie sie immer wieder zu den Leuten neben ihr sagte: »Das ist mein Sohn«, wenn »sich diese großen Hände im Gedränge hochstreckten und den Ball schnappten, bevor irgend jemand sonst ihn kriegen konnte«.

Obwohl er sich »zehnmal so sehr anstrengte wie andere«, hatte Daniel das Gefühl, einen Kampf auszutragen, den er nicht gewinnen konnte. »Diese großen Hände« hatten ihm die Mutter weggeschnappt. Kein Wunder, daß er sich entschloß, ein Essay über »Die Rechte des Erstbesitzers« zu schreiben, als er im Philosophieunterricht Rousseau las. Seine Besitzrechte am Schoß seiner Mutter waren ihm, wie man sich erinnern wird, von Julian weggenommen worden, als seine eigenen Verweilrechte noch nicht abgelaufen waren und er noch im Inkubator lag.

In der Anfangsphase der Behandlung waren Ferienunterbrechungen für Daniel immer ein grausamer Rausschmiß, der auch immer zur unpassenden Zeit kam. Von Anfang an hatte er verzweifelt versucht, es mir – wie früher seiner Mutter – recht zu machen. Er merkte, wie schwierig es für ihn war, wirklich aufrichtig zu sein, weil er ständig damit beschäftigt war, herauszufinden, welche Art von Daniel, der »seine Schnürsenkel binden konnte«, ich denn gerne sehen würde; oft erzählte er mir etwas, weil er glaubte, es würde mir »schmecken«. Als seine Bulimie noch sehr ausgeprägt war, bagatellisierte er manchmal, in welchem Ausmaß ihm »schlecht« wurde, wie er es nannte. Besonders im ersten Behandlungsjahr brach die Hölle los, wenn Ferienunterbrechungen anstanden; dann blieben auch seine Schnürsenkel offen. Seine Suiziddrohungen klangen sehr echt, und ich nahm sie auch sehr ernst und sorgte für eine Vertretung für den Notfall, der glücklicherweise nie eintrat. Angesichts bevorstehender Ferienpausen sollte Daniels Mutter das »Gefäß« (siehe 8. Kapitel) sein, das seine Suizidideen auffing. Seine Mutter tat mir leid, als ich erfuhr, daß Daniel ihr während unserer ersten Weihnachtspause ein Geschenk gemacht hatte, das er selbst später »unmöglich« fand: Es war ein Gedichtband von

Sylvia Plath, die sich, wie Daniel wußte, umgebracht hatte. »Nicht gerade das passendste Geschenk für jemand, der selbst oft einen Suizidversuch gemacht hat, und das nicht nur einmal sogar an Weihnachten.«

Es dauerte lange, bis Daniel so etwas wie Mitgefühl für seine sehr kranke Mutter empfinden konnte. Da er sich selbst so schmerzlich vernachlässigt und mit ihren Projektionen beladen gefühlt hatte, machte er sie zur Trägerin der Gefühle, vor denen er mich verzweifelt verschonen wollte, als er sich damals so sehr um eine wechselseitige Idealisierung bemühte.

Ein sehr angsterregender Traum, eigentlich ein Alptraum, machte deutlich, daß ich in seinen Augen diejenige war, die Panik und »Fremdkörper« in ihn projizierte. Kurz vor einer Ferienpause träumte er:

> Ich versuchte ihn zu überreden, den »Thrill« des Bungeejumpings von einer Brücke auszuprobieren. Im Traum rannte er weg und fand sich auf dem Flur seiner Grundschule wieder. Er versteckte sich in einer Schülertoilette und stellte sich auf den Sitz, in der Hoffnung, daß dann seine Füße durch die Lücke (die grausame Ferienlücke?) unter der Tür nicht zu sehen sein würden. Er wachte schweißgebadet auf.

Die Ferienunterbrechungen wurden für Daniel etwas erträglicher, als er sich etwa ein Jahr nach Behandlungsbeginn auf eine sehr intensive Beziehung zu einer jungen Frau, Maria (die ich schon im 10. Kapitel erwähnt habe), einließ, eine Beziehung, die mehr war als ein »Zufallstreffer« im Rahmen eines Agierens, da sie bereits länger als drei Jahre hält.

Daniels bulimische Symptome ließen allmählich nach, aber es kam immer noch zu Freß- und Brechanfällen nach einer Sitzung, besonders nach der letzten Sitzung in einer Woche. Vor seiner Stunde um zehn Uhr morgens pflegte er nichts zu essen, so daß er beim Weggehen richtig hungrig war und »etwas hatte, worauf er sich freuen konnte«. Nachdem wir daran gearbeitet hatten, wie austauschbar für ihn die Zeit mit mir und die zum Essen war, verschwanden die Symptome allmählich. Daniel sagte zu mir: »Der Trick funktioniert nicht mehr«. Er ärgerte sich über mich, was er in einen etwas verkrampften Witz, in dem er die Computersprache gebrauchte, packte: »Mit einem Marmeladenbrot sind Sie nicht mehr kompatibel«.

Einige Monate, nachdem Daniel Maria kennengelernt hatte, zog er bei seiner Mutter aus, um mit seiner Freundin zusammenzuleben. Erst als er das Gefühl hatte, seine Bulimie gehöre der Vergangenheit an, konnte er Maria erzählen, »was er früher für ein Schwein war«. Die bulimischen Symptome traten nicht wieder auf, aber zu einem späteren Zeitpunkt in der Behandlung sagte Daniel mit einem Anflug von Nostalgie zu mir: »Bevor Sie mich davon kuriert haben, daß mir schlecht wurde (seine Bezeichnung für die Bulimie), wußte ich wenigstens genau, was jeden Tag passieren würde«. Bei einer anderen Gelegenheit zeigte er seinen Ärger ganz offen: »Was tun Sie mir an? Ich habe mein Leben damit zugebracht, alles zu vermeiden, was mit Beziehungen zu tun hat, und statt dessen an Essen zu denken. Es ist so ein Segen, sich nach einem Stück Schokolade zu sehnen. Man braucht nur in den nächsten Laden zu gehen und kann sein Verlangen stillen«.

Ich glaube nicht, wie ich auch schon weiter oben ausgeführt habe, daß Daniel tatsächlich »sein Leben damit zugebracht hatte, alles zu vermeiden, was mit Beziehungen zu tun hat«. Ich glaube eher, daß »er zu dem Laternenmast dort rennen würde und wieder zurück«, wenn seine Mutter ihn darum gebeten hätte. In der Beziehung zu ihr war immer auch der eiserne Griff einer wechselseitigen Kontrolle spürbar.

Besitzansprüche

Es wurde Daniel immer deutlicher bewußt, daß seine momentanen Beziehungen, insbesondere die Beziehung zu seiner Freundin, von seinem immer wieder auftretenden Kontrollbedürfnis geprägt waren: einer Kontrolle, welche der ähnelte, die er zuvor bei seiner Ernährung praktiziert hatte. Anders als »mit jemand zu verschmelzen, was auch eine Art des Verschlingens« sei, könne er sich das Zusammensein mit einem anderen Menschen nicht vorstellen, sagte Daniel. Manchmal fand er seine Freundin besitzergreifend. Er sagte, er könne es »sehr leicht« akzeptieren, wenn sie mal weg sei. Er denke nicht daran, sich in Schuldgefühlen zu ergehen, wenn er mal nicht nach Hause gehe, sie aber dort auf ihn warte. Bei anderen Gelegenheiten war er sehr viel mehr mit *seinen* Besitzansprüchen in Berührung. Er konnte nicht verstehen, wie Maria sich damit abfinden konnte: »Mit mir zu leben muß die Hölle sein. Mir fehlt jede Toleranz, wenn Maria etwas mag, was ich nicht leiden kann. Zum Beispiel könnte ich sie umbringen, wenn sie sich hinsetzt und eine Seifenoper ansieht, weil ich Seifenopern hasse«.

Eines Tages regte er sich fürchterlich auf, als Maria zu Hause mit ihrer Kusine Spanisch sprach. Er verließ türenschlagend die Wohnung. Er sagte, sie spreche eine »blöde Sprache«, die er nicht verstehen könne, und außerdem lache sie und sei vergnügt. Sie sollte sich aber nur freuen, wenn sie mit ihm zusammen sei. Er wäre sich vorgekommen wie ein »abartiger Fiesling«. Es war offenkundig, wie sehr es ihn aufregte, wenn ich mit einem anderen in einer »blöden Sprache« redete, die er nicht verstehen konnte, so daß ich seiner Kontrolle entkam.

Sein besitzergreifender Anteil wurde abgespalten und in ein Mädchen namens Tanya projiziert, die er vom College kannte. Sie verhielt sich so anklammernd, daß die Leute es vorzogen, gar nicht erst ein Gespräch mit ihr anzufangen, weil sie ihnen sonst Vorwürfe machen würde, wenn sie wieder gehen wollten. Wenn sich jemand ihr zuwandte und dann aber sagte: »Ich muß jetzt gehen«, pflegte sie zu jammern: »Du hast nie Zeit für mich, offenkundig langweile ich dich«. Er übte heftige Kritik an Tanya und konnte in der Sitzung nur mit Mühe erkennen, daß er in ihr einen abgespaltenen Teil von sich selbst sah. Ein Traum kam uns zu Hilfe.

> Er war auf einem Abenteuerspielplatz. Es gab keine Erwachsenen in der Nähe, aber Kinder, die grausam zueinander waren. Tanya versetzte ihm einen harten Schlag gegen die Beine. Er fiel hin, konnte aber wieder aufstehen. Es war niemand da, der ihn hätte beschützen können.

Es gab keine Eltern in der Nähe, die ihn vor dem Schmerz bewahrt hätten, den sein eigener extrem besitzergreifender Teil ihm verursachte, als er ihn aus dem Gleichgewicht brachte (ihm gegen die Beine hieb). Er sagte: »Was hatte ich für ein ruhiges Leben, als ich nur über Essen nachdachte«. Daniel hatte das Gefühl, daß seine Besitzansprüche noch gewachsen waren, seit ich ihm »ein Angebot gemacht hatte, das er nicht ausschlagen konnte« und die Zahl seiner wöchentlichen Sitzungen auf vier erhöht hatte.

Vielleicht erlebte er auch mich als besitzergreifend. Etwa zu der Zeit, als er von Tanya geträumt hatte, wurde in einer Sitzung etwas klarer, welche »Pläne« ich nach seiner Ansicht mit ihm hatte. Er erzählte mir, daß er immer versucht hätte, die Aufmerksamkeit seiner Mutter zu gewinnen, indem er sich mit etwas brüstete, zum Beispiel mit der Behauptung, er hätte beim Fußball ein Tor geschossen, auch wenn er in Wirklichkeit gar keines geschossen hatte. Ich fragte ihn, welches Tor (goal) er seiner Meinung nach für mich schießen sollte, was er für meine Absicht hielt, für mein Ziel (goal), wenn ich ihm etwas anbot, was er nicht ausschlagen konnte. Daniel schwieg eine Weile und sagte dann, mein Ziel sei, daß er zugeben solle, eifersüchtig zu sein. Wie in alten Zeiten hatte er das Gefühl, daß ich ihm meine Eifersucht zuschob (sie in ihn projizierte), die er nicht haben wollte, statt ihn mit *seinen eigenen* Eifersuchtsgefühlen in Berührung zu bringen. Er fühlte sich auch provoziert, weil ich die Zahl der Sitzungen erhöht hatte und die letzte an einem Donnerstag stattfand. Er sagte, jetzt fühle sich das »Wochenende so lang an wie ein Jahr«. Nach seiner Auffassung bestand jetzt die Woche aus vier Tagen Fressen und das Wochenende aus vier Tagen Hungern. An einem dieser »jahrelangen Wochenenden« fühlte er sich sehr hungrig und dachte, er würde wieder anfangen zu fressen, merkte dann aber, daß er das gar nicht mehr konnte. Er hatte es lange nicht mehr gemacht, »es wäre für Sie und Maria ein Schlag ins Gesicht«.

In einem anderen Traum zeigte sich dieser abgespaltene gierige Anteil:

> Er träumte, daß er in einem Supermarkt war. Ein Mann war sehr wütend auf seinen Sohn, einen kleinen Jungen, der Unmengen von Lebensmitteln aus dem Regal nahm, obwohl der Einkaufswagen schon voll war. Daniel überredete den Jungen, mit ihm den Supermarkt zu verlassen, um dem Zorn des Mannes zu entkommen.

Den *Vater* erlebte er damals offensichtlich als sehr verfolgend. Daniel meinte, der Junge sollte bestraft werden, weil er Lebensmittel aus dem Regal räumte, und er konnte damals selbst sehen, daß es einen Zusammenhang gab zu dem, was er in einer vorangegangen Sitzung als seine »unersättlichen Besitzansprüche« bezeichnet hatte. Er sagte mir, daß sein Hunger die Bedeutung hätte, »außen nach etwas zu greifen«. »Wenn ich nur etwas in mir drin hätte, an dem ich mich festhalten könnte, dann wäre alles anders.« Er meinte auch: »Ich könnte jemand oder etwas auch loslassen, wenn ich nur glauben könnte, daß es dann nicht für immer verschwinden würde. Wenn ich dazu in der Lage wäre, könnte ein Teil in mir lebendig bleiben, der den Überblick behalten und sich freuen kann«. Er fügte hinzu, daß er gelesen hätte, »das Leben sei das, was stattfinde, während man anderweitige Pläne macht«. Damit spielte er auf seine ihn »ganz in Anspruch nehmende Leidenschaft an, Pläne zu schmieden«, die sich nicht sehr davon unterschied, wie er seine Diät kontrollierte, als er mit den Freßanfällen aufhörte.

Er wußte, daß er seinen Tagesablauf sehr sorgfältig planen *mußte*. Er haßte den einen Tag in der Woche, an dem seine Sitzung zu einer anderen Uhrzeit als an den anderen stattfand, weil es seinen Stundenplan durcheinanderbrachte, daß zwei Sitzungen kurz nacheinander stattfanden und es dann eine lange Pause gab. Es war Daniel aufgegangen, daß seine Beschäftigung mit seiner Diät nur ein anderes Ziel gefunden hatte, aber »Essen macht es nichts aus, wenn man es unter Kontrolle behält«, während es mir für sein Gefühl »keinen Spaß machen konnte«, mit jemand zu tun zu haben, der *so* kontrollierend war. Er zitierte ein Gedicht, das davon handelte, daß ein Schmetterling seine Schönheit einbüße, wenn er in einem Netz gefangen sei. Daniel versuchte zu verstehen, was der Grund für seine »Kontrollanfälle« wäre. Konnte es daran liegen, daß er nie gewußt hatte, woran er mit seiner Mutter war? »Bei ihr gab es Wutanfälle und Glücksmomente, die einen von Minute zu Minute wie ein Blitz treffen konnten.« Er meinte, ich könne mir überhaupt nicht vorstellen, wie kontrollierend *sie* sein konnte.

Daniel zog vorübergehend mit seiner Freundin wieder zu seiner Mutter, solange sie sich eine neue Wohnung suchten. Seine Mutter »übernahm« es, Marias Sachen zu waschen und zu bügeln. Sie »übernahm« es auch, einige Teile von Marias Unterwäsche wegzuwerfen, die in ihren Augen abgetragen waren; dasselbe machte sie mit Kleidungsstücken von Daniel, die ihr nicht gefielen. »Mir müssen meine Sachen gefallen, nicht meiner Mutter.« Es war Daniel zuwider, daß seine Mutter dauernd neue Kleidung für ihn kaufte. Auf diese Weise behielt sie noch die Kontrolle (»remote control«/Fernbedienung) über ihn, nachdem er ausgezogen war. Er mochte ihr »Gönnertum« nicht und hatte das Gefühl, daß sie ihm nur deshalb Sachen kaufte, weil sie »einen Teil von ihm besitzen wollte« (mein Angebot einer vierten Stunde?). Wenn Maria neue Jeans für ihn kaufte, kaufte ihm seine Mutter sofort noch bessere. »Es könnte lukrativ sein, wenn es mir nicht soviel Angst machen würde!«

Daniel sagte, er hasse es, kontrolliert zu werden, aber er wisse, daß er auch ein »Kontrollfreak« sei, genau wie seine Mutter. Es war erschrekkend zu sehen, »was sie alles in ihn hineingeschaufelt hatte«. Früher habe er gedacht, es ginge nur um das »Eßproblem«, aber jetzt merke er, daß er ihr »in vielem sehr ähnlich« sei.

Wenn Fremdkörper aus der Distanz betrachtet werden

Daniels Neigung, (durch projektive Identifizierung) den Platz eines anderen einzunehmen, wurde ihm besonders klar bewußt, als sein jüngster Bruder Tommy eine ihm nur zu gut bekannte Eßstörung entwickelte. Damals bestand die Gefahr, daß er versuchen würde, eine therapeutische Rolle zu übernehmen und zu »mir« zu werden, um die Projektionen seiner Mutter in seinen Bruder zu unterbinden. Daniel kam es vor, als würde alles, was ihm passiert war, von neuem ablaufen. Er kannte die Geschichte »in- und auswendig«. Die Mutter hatte ihn heulend angerufen: »Daniel, was soll ich machen?« Sie sagte, Tommy hätte jetzt Freß- und Brechanfälle, »genau wie du früher«. Eine Freundin hätte zu ihr gesagt, es erinnere sie an den Song »My Life is a Circle«.

Daniel hatte versucht, die Probleme herunterzuspielen, und hatte zu seiner Mutter gesagt, sie solle nicht so darauf achten, was Tommy mache, und sich nicht zu sehr darum kümmern, was er esse, dann würde alles besser werden. Dann fügte er hinzu: »Es stimmt, ihr Leben dreht sich im Kreis. Es fängt alles wieder von vorne an«. Tommys Eßprobleme hatten – genauso wie damals bei Daniel – damit begonnen, daß er Angst hatte, zu dick zu werden. Er ging schwimmen und zum Sport, er trainierte ziemlich viel, betrachtete sich im Spiegel und behauptete, er sei häßlich. Als Daniel sich mit ihm unterhielt, merkte er, daß Tommy eine Phase durchgemacht hatte, in der er fast anorektisch geworden war, genau wie er selbst damals. Zu der Zeit hatte sich die Mutter noch keine großen Sorgen gemacht. Daniel erinnerte sich, wie sorgfältig sie seine Diät geplant hatte, als er auf einundvierzig Kilogramm abgemagert war, und daß sie ihm immer wieder gesagt hatte, er solle nicht zu dick werden. Daniels Mutter meinte, die

Leute würden nur unter dem Einfluß der Massenmedien anorektisch werden. »Sie sollte *sich* zuhören, wenn sie über andere spricht. Sie gibt immer nur Kommentare über deren Äußeres ab, ob sie dick oder dünn sind, nie über ihren Charakter. Dicke Leute haßt die Mutter regelrecht, sie würde lieber sterben, als zuzulassen, daß Tommy dick wird.« Die Mutter hatte Daniel nochmal angerufen und wieder heulend gesagt, sie würde keine Kekse und Süßigkeiten mehr kaufen und überhaupt nichts mehr, was bei Tommy Freßanfälle auslösen könnte. Daniel hätte sie am liebsten angebrüllt: »Wenn du Tommy helfen willst, guck dich selbst an. Du stocherst immer nur im Essen rum und hast selbst Angst davor«.

Daniel war mit seinem Bruder ausgegangen. Sie waren im Kino, um sich *Shine* anzusehen, und er erzählte mir einige Einzelheiten des Films. Daniel hatte während der Vorstellung geweint, weil er sich selbst genauso eingeengt und gefangen fühlte wie der Hauptdarsteller, nur war er nicht so ein begabter Musiker. Er hatte »keine nennenswerten Begabungen«. Tommy hatte gar nicht gemerkt, daß Daniel weinte. Daniel hatte sich bemüht, möglichst gut aufgelegt zu wirken. Tommy wollte nach dem Film zu McDonald's gehen, und er hatte den Fehler gemacht einzuwilligen. Tommy hatte sich den Bauch mit Junk Food vollgeschlagen, und als Daniel ihn nach Hause brachte, war er offensichtlich gleich zur Toilette gegangen, um sich zu übergeben. Die Mutter hatte es gemerkt. Sie weinte und rief händeringend: »Was tue ich meinen Kindern an?« Daniel meinte, sie hätte sich nur selbst leid getan und wäre gar nicht in der Lage, Mitgefühl mit anderen zu haben. Sie konnten hören, daß Tommy in der Küche irgend etwas in sich hineinschlang, dann kam er ins Wohnzimmer und fragte die Mutter, ob er eine Tasse Tee haben könnte. Die Mutter brüllte ihn an – so wie sie früher Daniel angebrüllt hatte –, wenn er so weitermache, würde sie sich noch umbringen. Daniel weinte, als er mir in der Sitzung von diesen Ereignissen erzählte, und sagte mir, er fühle sich dieser Aufgabe wirklich nicht gewachsen. Am Wochenende hätte er versucht, »Sie zu sein«. »Aber bedenken Sie,« fügte er hinzu, »wenn ich schon jemand anderes sein muß, weil ich noch nicht sicher bin, wer Daniel ist – es könnte auch schlimmer kommen, als Sie zu sein, es ist viel besser, als Yvonne zu sein« (wenn er auf Distanz zu seiner Mutter bleiben wollte, nannte er sie manchmal bei ihrem Vornamen).

Ich meinte nur, vielleicht hätte er versucht, »ich zu sein«, um mich nicht zu vermissen, denn wahrscheinlich hätte er das Gefühl gehabt, er hätte mit dem ganzen Durcheinander besser fertig werden können, wenn er auch am Wochenende zu einer Sitzung hätte kommen können. Daniel gewann etwas von seinem Humor zurück und sagte halb lächelnd: »Sie müssen sich erst Sorgen machen, wenn ich anfange, mit einem ausländischen Akzent zu sprechen«.

Ein besseres Paar – Gemischte Gefühle

Es gefiel Daniel nicht, wie sich seine Freundin seiner Mutter gegenüber verhielt. Er sagte, Maria »nehme kein Blatt vor den Mund, wenn sie etwas sage«. Sie sage zum Beispiel, Daniels Mutter sei vollkommen verrückt und die verantwortungsloseste Person, die ihr je begegnet sei; sie hätte niemals Kinder haben dürfen (vielleicht sollten so verantwortungslose Leute wie ich, die immer wieder Ferien machten, keine Patienten behandeln dürfen). Maria konnte das vulgäre Gelächter seiner Mutter nicht ertragen, auch nicht, wenn sie mit ihrem ausgeprägten nordenglischen Akzent »daherschwätzte« und überhaupt nichts Eigenes vorzubringen hatte.

Maria meinte, Daniel sollte sich aus den Angelegenheiten seiner Familie heraushalten. Als Tommy seine Bulimie entwickelte und Daniel hinzugezogen wurde und eine Beschützerrolle übernehmen sollte, hatte Maria die Befürchtung geäußert, er könne wieder in den Familienstrudel hineingeraten. »Sie findet es gefährlich für mich und meint, Sie sollten mich davon abhalten, in die Jakarta Road zu gehen« (die Straße, in der seine Mutter und Tommy wohnten). Halb neidisch, halb bewundernd sagte Daniel, Maria hätte es mit ihren Eltern bestimmt viel besser getroffen. Er hatte ihre Eltern kennengelernt, als er mit ihr die Ferien dort verbracht hatte. Er hatte sich bei ihnen willkommen gefühlt und es sehr zu schätzen gewußt, daß die Eltern sich die Mühe gemacht hatten, die meiste Zeit englisch zu sprechen, damit er sich nicht ausgeschlossen fühlen mußte. Marias Mutter hatte wieder angefangen zu studieren und mit über vierzig noch einen neuen Abschluß gemacht. Marias Vater war ein sehr gebildeter Mann, ein Arzt. Kein Wunder, daß es Maria immer gelang, den Kopf über Wasser zu halten, sagte er. Sie hatte Eltern, mit denen sie reden konnte, wenn sie Probleme hatte (»Na gut, ich habe jetzt Sie«),

sie schienen soviel weitergeben zu können, weil sie einander soviel zu geben hatten.

Meines Erachtens enthielt diese Bemerkung eine tiefe Einsicht in die eigentliche Bedeutung des Begriffs »Liebe machen« – etwas, das man Liebe nennt, *machen* und herstellen, das dann an die Kinder weitergegeben werden kann. Er konnte seine Bewunderung für Marias Eltern spüren, aber auch seinen bitteren Groll darüber, daß seine Eltern so ganz anders gewesen waren. Er fühlte sich immer gefährdet, auf »Auto-Pilot« umzuschalten und wie sein Vater oder seine Mutter zu werden, wenn nicht sogar wie beide Eltern.

Seine Angst war nicht grundlos, da nach meiner klinischen Erfahrung das Eindringen von Fremdkörpern häufig zu einer Identifizierung führt. Es kann leicht vorkommen, daß sich ein Patient mit einem inneren Objekt identifiziert, das er als zunächst gefürchteten oder manchmal sogar gehaßten Fremdkörper wahrgenommen hat.

Daniel fing an, sich in Erinnerungen an gute Elternfiguren zu ergehen, denen er im Laufe seines Lebens begegnet war, zum Beispiel seine Tante und sein Onkel, die eine »richtige Familie« hatten, eine Familie, in der es regelmäßige Mahlzeiten gab. Er dagegen konnte sich noch nicht einmal an gemeinsame Mittagessen an Sonntagen erinnern. Seine Mutter legte gelegentlich großen Wert darauf, ein Weihnachtsmenu zu kochen, oder wenigstens »ihre Version eines Weihnachtsmenus«, aber die Weihnachtstage waren oft schrecklich, weil sein Vater dann in den Pub ging und betrunken nach Hause kam.

In der Schule hatte er Lehrer gehabt, die ihm viel bedeutet hatten. Er erinnerte sich sehr gut an einen Lehrer aus der Grundschule, Mr. Richards, der sowohl streng als auch freundlich war. In der Mittelstufe hatte er einen Lehrer gehabt, der Englisch offensichtlich deshalb unterrichtete, weil ihm das Fach selbst gut gefiel. In den Schulstunden bei ihm war Daniel in der Lage, bei einem Abschnitt zu bleiben, statt zu denken, er müsse »zehn Bücher verschlingen«. Er konnte das Lesen genießen und erinnerte sich, »ein warmes Gefühl im Bauch« gehabt zu haben, wenn er Literatur genießen konnte, statt Bücher in sich reinfressen zu müssen. Dieser Lehrer sei »imposant und präsent« gewesen, sagte er, und richtig streng mit Schülern, die nicht wirklich arbeiten wollten. Er konnte sich besonders an einen verwöhnten Jungen aus der Mittelschicht erinnern, der sich die

Nase hatte piercen lassen und sich kleidete, als gehöre er zur Arbeiterklasse, aber in Wirklichkeit nie etwas arbeitete. Der »imposante und präsente« Lehrer hätte ihm diesen Nonsens nicht durchgehen lassen.

Eine befriedigendere Paarbeziehung wahrzunehmen löste bei Daniel gemischte Gefühle aus, insbesondere im Zusammenhang mit der Übertragungsbeziehung. Ein bestimmtes Ereignis trug dazu bei, daß eine fürchterliche Wut in Daniel aufflammte.

Seine Mutter war krank und konnte deshalb nicht zu ihrer Putzstelle gehen (sie hatte immer als Putzfrau gearbeitet). Sie hatte Daniel und Maria gefragt, ob sie sich etwas dazuverdienen wollten und statt ihrer zum Putzen in das Haus im Nordwesten Londons gehen wollten, in dem sie normalerweise arbeitete. Das Haus war nicht weit von der Tavistock Clinic entfernt. Daniel und Maria waren auf den Vorschlag eingegangen, weil sie gerade mit dem Geld aus ihrem Stipendium sehr knapp dran waren. Sie bekamen die Schlüssel für dieses »elegante Haus, das nicht luxuriös, aber richtig geschmackvoll eingerichtet« war. Es war »voller Bücher und CDs mit klassischer Musik«. Es gehörte einem berufstätigen Ehepaar. Der Mann arbeitete zu Hause; er war Journalist, ein großer, grauhaariger, gutaussehender Mann, »gebildet und wohlhabend«. Daniel malte sich aus, daß dies wahrscheinlich die Sorte Ehemann war, wie ich einen hätte. Es standen auch Fotos von den Kindern dieses Ehepaares herum; eines davon zeigte eine Examensfeier. Daniel war sicher, daß es um das »Examen an irgendeiner angesehenen Universität« ging.

Daniel fühlte sich provoziert, als hätte ich ihn absichtlich aufgestachelt, indem ich ihm den Zugang zu meinen Privaträumen gewährt hatte. Wieder war ich in seinen Augen das *projizierende* Objekt. Damals fiel es Daniel *zum ersten Mal* auf, daß am Schwarzen Brett im Erdgeschoß der Klinik im Zusammenhang mit zwei Seminaren, die mittwochs und donnerstags stattfanden, mein Name und ein Veranstaltungsraum angegeben waren. Der Beginn eines der Seminare lag nur eine Viertelstunde nach dem Ende einer seiner Sitzungen bei mir. »Welche Randerscheinung« war er, wie schnell konnte ich ihn vergessen und mich statt dessen einem Seminar widmen. Unter meinen Studenten hätte ich bestimmt einige Favoriten – so wie einer seiner Lehrer, an den er keine guten Erinnerungen hatte, der seine Schüler nach »Talenten« und »den anderen« unterschied. Damals hatte er Glück gehabt und zu den »Talenten« gehört. Bestimmt hätte ich unter meinen Studenten und unter meinen Patienten meine Favoriten, und er hatte nicht das Gefühl, zu den »Talenten« zu gehören – auch wenn er manchmal glauben konnte, daß ich ihn ohne Vorbedingungen und nicht wegen seiner Fortschritte akzeptierte.

Das Bild des grauhaarigen, gebildeten und wohlhabenden Journalisten verschmolz mit dem einiger Politiker, deren »aalglatte Reden« Daniel sich im Fernsehen angehört hatte. Tony Blair sprach von einer »neuen Ära«. Es würde auch eine »neue Ära« für Daniel kommen. »Man müßte genau wie einer von denen (den Politikern) werden, um das zu kriegen, was sie haben – all die Sachen, die so viele Leute nicht haben, weil andere alles haben.« Es war sehr durchsichtig, daß er darauf anspielte, was ich anderen gab: meinem Partner, meinen Favoriten, den »Talenten«, meinen Kindern, die eine angesehene Universität besuchten, während er »ohne« auskommen mußte.

Ein Traum Daniels aus dieser Zeit ließ wenig Zweifel daran, wie mörderisch seine Gefühle gegenüber einem gehaßten Paar waren. Kurz vor einer Ferienpause träumte er:

> Er hatte ein Paar umgebracht, wahrscheinlich waren es ausländische Touristen. Er hatte sie an der Küste einer kalten unfruchtbaren Insel getötet. Er war von zwei Polizisten geschnappt worden und überzeugt, daß sie ihn verprügeln würden.

Er wachte voller Angst auf und bekam einen Aufräumanfall. Er fand, das Schlafzimmer sei in schrecklicher Unordnung, obwohl nur seine und Marias Sachen auf dem Boden lagen.

Als ich herauszufinden versuchte, was das »Ausländerpaar« zu bedeuten hätte, assoziierte Daniel zu der »schrecklichen Unordnung« im Traum einen Bericht über die heutige Ausländerfeindlichkeit in Deutschland, den er im Fernsehen gesehen hatte. Ich war mir sicher, daß die Fremdenfeindlichkeit in diesem Moment etwas damit zu tun hatte, daß ich Ausländerin bin. (Diese Tatsache hatte für Daniel bei anderen Gelegenheiten etwas Beruhigendes gehabt, weil es bedeutete, daß er nie wirklich zu »mir« werden konnte, nicht wirklich mit mir »verschmelzen« konnte.) Seine größte Gewalttätigkeit galt meines Erachtens dem unerträglichen »Fremdkörper« in meinem Leben, dem »Dritten« (Britton 1989). Der

Dritte war eine neue und hoffentlich weniger toxische Version der gefürchteten »Fremdkörper«.

Während ich versuchte, die Bedeutung des Traumes zu untersuchen, wanderte ich in Gedanken über die unfruchtbare Insel. Warum »unfruchtbar«? Daniel erinnerte sich, daß er zwei Gedichte Sylvia Plaths – *The Barren Woman* und *The Pregnant Woman* (die *unfruchtbare* und die *schwangere* Frau) – unzählige Male gelesen hatte. Es war klar, daß seine mörderische Wut auch etwas mit dem Kummer zu tun hatte, den ich weiter oben erwähnt habe: dem Groll auf die gehaßte Mutter/Frau, die »unfruchtbar« hätte bleiben und Daniels »Erstbesitzrechte« auf ihren Schoß hätte anerkennen sollen, statt mit Julian schwanger zu werden, während er, Daniel, noch im Inkubator lag.

Als Daniel von der »schrecklichen Unordnung« (»bloody mess«) im Traum sprach, erinnerte er sich auch an das »blutige Durcheinander« in der Wohnung seiner Eltern, wenn sein Vater die Mutter geschlagen hatte und sie mehr als einmal in die Notaufnahme gebracht werden mußte. Er sagte, wenn er solche Träume haben könnte, hätte er selbst offensichtlich auch etwas Wildes und Gewalttätiges in sich, etwas von seinem Vater. Daniel meinte, er sei »für den menschlichen Verzehr ungeeignet«. Eine Zeitlang war er nicht in der Lage, mit Maria zu schlafen, weil er Angst hatte, er könnte ihr gegenüber gewalttätig werden, weil er ein »Biest« in sich hätte. Er war wütend auf Maria, wenn er sich ihr gegenüber wie »ein Wilder« aufführte und sie ihn einfach nur »süß« fand. Ich fragte, ob er vielleicht meinte, ich fände ihn »süß«, wenn er an der Küste einer »unfruchtbaren Insel« herumlaufe und Paare umbringe oder mir seine »Fremdenfeindlichkeit« zeige. Daniel bejahte. Er glaube nicht, daß ich wirklich wüßte, was für »einen Wilden« ich auf der Couch hätte. Nur wenn ich ihn bei seinen Freßanfällen beobachten könnte, wüßte ich, was er für ein Biest sein konnte. Wenn ich sehen könnte, wie er Essen auf eine Weise »beseitigen« konnte, daß es kein Wunder war, wenn er sofort hinterher erbrechen mußte.

Daniel hatte bei dieser Gelegenheit zum ersten Mal seine Bulimie mit einem heftigen Angriff (vielleicht, als würde er in ein unzugängliches Objekt einbrechen und eindringen?) in Verbindung gebracht. Es dauerte nicht mehr lange, und er konnte in seinem Symptom einen heftigen Angriff auf den Körper der Mutter oder ihr Körperinneres sehen, so wie es wahrscheinlich durch sein Verhalten im Supermarkt in einem weiter oben angeführten Traum dargestellt wurde.

Die Projektion der Eifersucht und des Verlassenseins

Leider kam es während einer Analysepause dazu, daß Daniel einige seiner ödipalen Phantasien ausagierte. Er verliebte sich in ein Mädchen an seinem College und ließ ein Tagebuch herumliegen, in dem er aufgeschrieben hatte, daß er sich von diesem Mädchen, Caroline, angezogen fühlte. Maria hatte das Tagebuch gelesen und heftig geweint. Am meisten brachte Daniel auf, daß sie ihn zurückhaben wollte, obwohl sie so verletzt war. Sie hätte zu ihm sagen sollen: »Dann hau ab. Wenn du eine andere im Kopf hast, will ich dich nicht mehr«. Daniel hatte das Gefühl, daß Maria ihn bedingungslos akzeptierte, sogar wenn er sie verletzte. Sie erinnerte ihn an seine Mutter, die sich immer wieder auf seinen Vater einließ, gleichgültig, wie gewalttätig er sie behandelt hatte.

Er entschloß sich, Maria zu verlassen; sie sollte nicht zum Opfer des Wilden in ihm werden. Nachdem wir die Arbeit wieder aufgenommen hatten, dauerte es eine Weile, bis er realisierte, daß es »wild« von ihm gewesen war, all seine Eifersuchts- und Verlassenheitsgefühle aus der Übertragungsbeziehung in Maria zu projizieren. Sie zu verlassen war einer Situation nicht unähnlich, über die wir kurz vor den Ferien gesprochen hatten. Er hatte mir erzählt, daß er vorhabe, ein Fach fallenzulassen, das von jemand unterrichtet wurde, der eine unerhört lange Pause machen und in sein Heimatland in Südamerika reisen wollte. Der »Stundenplan« würde durcheinandergeraten. Andere Zeiten für die Kurse, ein anderer Lehrer. Ich hatte von einer verschleierten Drohung gesprochen, daß er unser Fach, unsere Arbeit »fallenlassen« wolle, weil ich ständig wegginge und seinen »Stundenplan« durcheinanderbrächte.

Glücklicherweise ließ Maria Daniels Androhungen, sie zu verlassen, nicht einfach passiv über sich ergehen – anders als Daniels Mutter, die sich für sein Gefühl das widerliche Verhalten seines Vaters hatte gefallen lassen. Auf dem Gipfel eines Zornausbruchs hatte Maria zu Daniel gesagt: »Du kannst dich von mir trennen, und dann wird es mir eine Weile schlecht gehen, aber davon werde ich mich erholen, und dann wird mein

Leben weitergehen, aber du, wenn du dich von mir trennst, wirst du ein Wrack sein und ein Wrack bleiben bis ans Ende deiner Tage«. Sie sagte auch zu ihm: »Du denkst, du kannst alles mit mir machen, nur weil ich mal gesagt habe, daß ich dich brauche, aber du hast nie den Mut zu sagen, daß du jemand brauchst. Und deshalb steckst du jetzt in so einem Schlamassel«.

Allmählich überkam Daniel echte Reue wegen der Verlassenheitsgefühle, die er Maria aufgebürdet hatte. *Es stimmte*, daß er immer versucht hatte, Abstand zu wahren. Ihm fiel ein, daß er sich vor einigen Jahren über einen Freund lustig gemacht hatte, der drei Tage lang geweint hatte, nachdem ihn seine Freundin verlassen hatte. Daniel hatte zu ihm gesagt, man sollte eben niemals jemand wissen lassen, wie gern man ihn hatte.

Er schien zu denken, daß ich, wenn ich mein »Ziel« erst erreicht und er zugegeben hätte, daß die Analyse ihm wichtig sei, »Mission vollbracht« sagen würde und ihn fallenließe. Er sagte, inzwischen mache es ihm keine Angst mehr, »ich brauche dich« zu sagen. Er sagte, er wisse, daß er die Sitzungen brauche. Manchmal komme es ihm so vor, als würde er einfach den Kopf einziehen und sich auf die nächste Sitzung stürzen; deshalb seien Ferien- und Wochenendpausen so schwer zu ertragen. Sein Problem sei, wenn er etwas oder jemand brauche, solle es oder dieser Mensch ihm ständig zur Verfügung stehen; er wolle, daß »etwas für immer hält«.

Nachdem Daniel damit aufgehört hatte, seine Eifersucht in Maria zu projizieren, erlebte er manchmal in der Übertragung intensive Eifersuchts- und Neidgefühle. Einmal erzählte er mir, wie er hinter ein paar jungen Mädchen hergelaufen war, die aus dem Gebäude einer »angesehenen Schule« in der Nähe der Tavistock Clinic herausgekommen waren. Er ging so nahe hinter ihnen, daß er hören konnte, worüber sie sprachen. Zuerst äußerte er sich sehr abfällig, sie hätten geschwätzt und gekichert wie Gänse; sie schienen sich darüber zu unterhalten, wie früh oder spät sie nach Hause kommen mußten, wenn sie weggingen. Seit er in dem Haus im Nordwesten Londons gewesen war, wußten wir, daß er überzeugt war, daß meine Kinder, deren Vater ein attraktiver grauhaariger, gebildeter und wohlhabender Mann war und mein Ehemann, sicherlich angesehene Schulen besucht hatten und jetzt wahrscheinlich an einer angesehenen Universität studierten. Er konnte sehen, daß sein »neidvolles Belauschen« der schwätzenden Mädchen etwas mit meinen privilegierten Kindern zu tun haben mußte.

Eine Uhrzeit genannt zu bekommen, wann man wieder zu Hause sein sollte, brachte ein Thema wieder auf, das schon bei früheren Gelegenheiten aufgetaucht war: zum Beispiel, wenn er mir erzählt hatte, daß es in seiner Familie nie einen festen Termin für eine gemeinsame Mahlzeit gegeben habe. Er sagte, es sei auch tatsächlich nie eine Zeit festgelegt worden, wann er wieder hätte zu Hause sein müssen. Er konnte auf der Straße spielen und hören, wie all die anderen Kinder zum Abendessen nach Hause gerufen wurden, während er bis nach Einbruch der Dunkelheit draußen bleiben konnte, ohne daß es jemand etwas ausgemacht hätte. Nur manchmal, wenn sein Vater beschloß, mit dem Trinken aufzuhören – was er in der Regel höchstens eine Woche durchhielt –, erließ er äußerst strenge Vorschriften und verlangte, daß seine Kinder mitten im Sommer um halb acht Uhr abends im Bett lagen. Daniel erinnerte sich, wie er ins Bett mußte und an den langen Sommerabenden hören konnte, wie die anderen Kinder draußen spielten.

Es stimmte, daß er Kinder beneidete, deren Eltern Zeiten fürs Schlafengehen und für gemeinsame Mahlzeiten festlegten. Er war überzeugt, daß Maria so aufgewachsen war. Er spürte, daß er sich die Präsenz einer verläßlichen väterlichen Funktion wünschte, die anders war als sein eigener Vater. Aber er konnte auch sehen, daß dieselbe »Funktion« dafür sorgte, daß seine Sitzungen nach genau fünfzig Minuten zu Ende gingen, daß es feste Termine für die Ferien und für seine Sitzungen gab und daß sie auch der Grund dafür war, daß er es nicht in der Hand hatte, zu welcher Tageszeit er mich sehen konnte. Damals wurde ihm der Konflikt zwischen seinem Wunsch nach einem verläßlichen Elternpaar und den dadurch hervorgerufenen ambivalenten Gefühlen voll bewußt. Diese Gefühle kamen in Träumen wie dem von dem Mord an der Küste der unfruchtbaren Insel sehr deutlich zum Ausdruck.

Als Daniel allmählich bewußt wurde, daß ich jemand war, die er sowohl schätzen wie leidenschaftlich hassen konnte, fiel es ihm leichter, den Kontakt zu mir zwischen den Sitzungen und auch während der Ferienpausen innerlich aufrechtzuerhalten. Er sagte, er hätte nicht länger das Gefühl, »den Kontakt mit mir total zu verlieren«. Meines Erachtens war ich für ihn mehr »beieinander«. Er benutzte diesen Begriff oft, wenn er beispielsweise sagte, ich schiene immer »die Ruhe zu bewahren«, egal, was passiere. Ich wäre manchmal so »aufreizend beieinander«.

Einige Veränderungen in Richtung der depressiven Position

Kurz nach einer Sommerpause kam Daniel einmal in seine Sitzung und sagte, er hätte sich richtig Mühe gegeben, nicht so »selbstbezogen wie seine Mutter« zu sein, und versucht, seiner Freundin zu helfen, als es ihr schlecht ging. Sie hatte ein Examen nicht bestanden, für das sie hart gearbeitet hatte, und war richtig niedergeschlagen. Maria hatte ihre Wut an Daniel ausgelassen. Sie hatte ihm vorgeworfen, er denke nur an sich, und hatte gesagt, sie fühle sich *so* vernachlässigt. Sie schrie und weinte, und Daniel hatte das Gefühl, daß sie es darauf anlegte, die »schlimmsten Verletzungen« auszusprechen. Zum Beispiel hatte sie gesagt: »Du kannst zu deinen Sitzungen gehen und alles rauslassen – du hast jemand, mit dem du reden kannst. Früher hast du dich vollgestopft und ausgekotzt, und jetzt kannst du in die Tavistock gehen und dort all deine Probleme auskotzen«. Daniel war sehr in Versuchung gewesen, ihr eine Standpauke zu halten: Seine Sitzungen hätten nichts mit Auskotzen zu tun, sondern wären sein Versuch, ein besserer Mensch zu werden. Aber statt das zu sagen, hatte er versucht, »ein besserer Mensch zu sein«. Er hatte versucht, »die Ruhe zu bewahren«, und es hatte ihn überrascht, daß es ihm tatsächlich gelungen war, »beieinander« zu bleiben.

Er hatte zu Maria gesagt, sie könne das Examen wiederholen, es wäre doch nicht das Ende der Welt. Er erinnerte sich, wie oft er mit dem Gefühl eines »großen Dramas« zu seiner Sitzung gekommen war, und am Stundenende war es ihm nicht mehr wie das Ende der Welt vorgekommen, es war einfach nur das Ende der Sitzung. Daniel meinte, vielleicht hätte er sich so »beieinander« gefühlt, weil Maria so »aufgelöst« war; aber sie hatte sich ihm gegenüber sehr dankbar gefühlt und am Abend zu ihm gesagt, er hätte ihr »zur Abwechslung« mal richtig geholfen. Sie waren in ein chinesisches Restaurant gegangen, hatten einen schönen Abend und eine schöne Nacht miteinander verbracht – eine schöne Nacht klang wie eine Anspielung.

Maria gewann ihre gute Laune bald zurück, und Daniel erzählte mir einmal, wie sie ihm geholfen hatte, sich über sich selbst und sein Ordnungsbedürfnis lustig zu machen, indem sie seine Stimme imitierte und sagte: »Oh – weißt du nicht, wofür diese Schränke da sind – dauernd läßt du deine Sachen rumliegen«. Daniel sagte, es wäre ihm klar geworden, daß er dazu neige, anderen Menschen, genau wie seine Mutter, Rollen zuzuschreiben. Er hatte beschlossen, der Ordentliche zu sein, und Maria zur Schlampigen gemacht. Jetzt versuche er, keine »Aufräumanfälle« zu bekommen und merke, daß Maria sehr wohl in der Lage war, diese Aufgabe selbst zu übernehmen, und gar nicht so schlampig war. Sie war einfach nur kein »Kontrollfreak«.

Ich versuchte herauszufinden, inwieweit Daniel auch in unserer Beziehung eine Rollenzuschreibung vorgenommen haben könnte. Da eine Ferienunterbrechung bevorstand, sagte ich, er scheine mir die Rolle überlassen zu haben, dieses Thema anzusprechen, obwohl wir beide wüßten, daß es wichtig wäre, sich über Ferienpausen Gedanken zu machen. Er scheine vielleicht davon auszugehen, daß dieses Thema zu meinem »Drehbuch« gehöre. Daniel sagte, da wäre wirklich etwas dran, und erzählte dann, es sei merkwürdig, daß ich das gerade jetzt erwähne, denn er hätte sich heute morgen überlegt, daß wir vor Beginn der Ferien »zusammen eine Landkarte des vor ihm liegenden Minenfelds« anlegen sollten. Es stimme, daß er diese Aufgabe immer mir überlassen habe. »Vielleicht«, sagte er, und der Witz klang etwas gezwungen, könne er versuchen, meinen Text zu lernen und sich darauf vorbereiten, für meine Rolle einzuspringen. Dann fügte er hinzu: »Ich weiß, daß ich einen Witz daraus machen muß, *weil* es wichtig ist«. Es bestand immer noch die Gefahr, daß er sich mit Ferienbeginn auf das erste Buch auf seiner Leseliste für das nächste Semester stürzen könnte oder sich wieder in seine »Leidenschaft für Stundenpläne« vertiefen könnte. Ja – er wisse, es hänge damit zusammen, daß er so offensichtlich keine Kontrolle über meinen Stundenplan, über mein Kommen und Gehen hätte.

Ich möchte dieses Kapitel mit einem Vers beenden, den Daniel in Erinnerung an die Zeit zitierte, als er glaubte, ihm würde nie jemand fehlen, weil es »genug Lebensmittel im Supermarkt gebe und die Bibliotheken voller Bücher seien«. Er war sich bewußt, daß sich seit damals etwas in ihm verändert hatte, weil ihn ein Vers, den er vor einigen Tagen gelesen hatte, tief beeindruckt hatte.

Er lautete: »Was man wirklich liebt, bleibt, alles andere vergeht«.

Schlußbemerkung

Eine frühere Fassung des 1. Kapitels erschien 1982 in *Eta evolutivo* 13, 17–27; des 2. Kapitels in Boston, M. und Szur, R., (Hg.) (1983): *Psychotherapy with Severely Deprived Children*, London (Routledge & Keegan Paul); des 3. Kapitels 1974 in *Journal of Child Psychotherapy* 3 (4), 15–28; des 4. Kapitels in Williams et al. (Hg.) (1990): *Interazione terapeutico in contesti diversi: esperience e ricerche in psicoterapia infantile.* Neapel (Instituto italiano per gli studi filosofici); des 5. Kapitels 1982 in *Quaderni di psicoterapia infantile* 9, 69–86; des 6. Kapitels 1991 in *Journal of Child Psychotherapy* 17 (2), 3–4, und in Adamo, S. M. G. und Williams, G. (Hg.) (1991): *Working with Disruptive Adolescents.* Neapel (Instituto italiano per gli studi filosofici); des 7. Kapitels 1983 in *Prospettive psicoanalitici nel lavoro instituzionale* 1, 150–65 und 1984 in *Journal of Analytical Psychology* 29, 155–69; des 8. Kapitels in Candelori, C. (Hg.) (1996): *Dolore mentale e conoscenza*, Bologna (Cosmopoli); des 9. Kapitels in Quagliata, E. (Hg.) (1994): *Un buon incontro: la valutazione secondo il modello Tavistock*, Rom (Casa Editrice Astrolabio).

Literatur

Abraham, K. (1912): Ansätze zur psychoanalytischen Erforschung und Behandlung des manisch-depressiven Irreseins und verwandter Zustände. *Gesammelte Schriften,* hg. von J. Cremerius, Band I, Frankfurt a.M. (Fischer Taschenbuch Verlag) 1982, 146–162.

Abraham, K. (1924): Versuch einer Entwicklungsgeschichte der Libido auf Grund der Psychoanalyse seelischer Störungen. *Gesammelte Schriften,* hg. von J. Cremerius, Band II, Frankfurt a.M. (Fischer Taschenbuch Verlag) 1982, 32–102.

Bick, E. (1964): Notes on infant observation in psychoanalytic training, *Int. Journ. Psycho-Analysis,* 45, 558–566.

Bick, E. (1968): The experience of the skin in early object-relations, in: E. Bott Spillius (Hg.): *Melanie Klein Today,* Bd. 1, London (Routledge) 1988. Dt.: Das Hauterleben in frühen Objektbeziehungen, übers. von E. Vorspohl, in: E. Bott Spillius (Hg.), *Melanie Klein Heute,* Bd. 1, Stuttgart, 3. Aufl. (Klett-Cotta) 2002, 236–240.

Bion, W. R. (1957): Differentiation of the psychotic from the non-psychotic personalities, *Int. Journ. Psycho-Analysis,* 38, 266–75. Dt.: Zur Unterscheidung von psychotischen und nicht-psychotischen Persönlichkeiten, übers. von E. Vorspohl, in: E. Bott Spillius (Hg.), *Melanie Klein Heute,* Bd. 1, Stuttgart, 3. Aufl. (Klett-Cotta) 2002, 75–99.

Bion, W. R. (1959): Attacks on linking, in: *Second Thoughts,* New York (Jason Aronson) 1967, 93–109. Dt.: Angriffe auf Verbindungen, übers. von E. Vorspohl, in: E. Bott Spillius (Hg.), *Melanie Klein Heute,* Bd. 1, Stuttgart, 3. Aufl. (Klett-Cotta) 2002, 110–129.

Bion, W. R. (1962): *Learning from Experience,* London (Maresfields Reprints, Karnac Books) 1984. Dt.: *Lernen durch Erfahrung,* übers. von E. Krejci, Frankfurt a.M. (Suhrkamp) 1990.

Boston, M. (1967): Some effects of external circumstances on the inner experience ot two child patients, *Journ. of Child Psychotherapy,* 2, Nr. 1, 20–32.

Boston, M. (1972): Psychotherapy with a boy from a children's home, *Journ. of Child Psychotherapy,* 3, Nr. 2, 53–67.

Britton, R. (1989): The missing link: parental sexuality in the Oedipus complex, in: J. Steiner (Hg.): *The Oedipus Complex Today,* London (Karnac Books). Dt.: Übers. von E. Vorspohl, in: J. Steiner (Hg.), *Der Ödipuskomplex in der Schule Melanie Kleins,* Stuttgart (Klett-Cotta) 1998, 95–116.

Cosenza, A., Monteleone, M. and Williams, G. (Hg.) (1995): *La Riparazione: Storie di bamibini alla ricerca di una officina di pensieri.* Pisa (il Cerro).

Carroll, L. (1864): *Alice in Wonderland.* Dt.: *Alice im Wunderland,* übers. von C. Enzensberger, Frankfurt a.M. (Insel Taschenbuch) 1963.

Carroll, L. (1872): *Through the Looking Glass.* Dt.: *Alice hinter den Spiegeln,* übers. von C. Enzensberger, Frankfurt a.M. (Insel Taschenbuch) 1963.

Freud, S. (1909d): Bemerkungen über einen Fall von Zwangsneurose. G. W. 7, 381–463.

Freud, S. (1911e): Psychoanalytische Bemerkungen über einen autobiographisch beschriebenen Fall von Paranoia (Dementia paranoides). G. W. 8, 240–316.

Freud, S. (1917e [1915]): Trauer und Melancholie, G. W. 10, 428–446.

Freud, S. (1920g): Jenseits des Lustprinzips. G. W. 13, 1–69.

Freud, S. (1923b): Das Ich und das Es. G. W. 13, 237–289.

Freud, S. (1940 [1938]): Die Ichspaltung im Abwehrvorgang. G. W. 17, 59–62.

Freud, S. (1955 [1907–08]): Originalnotizen zu einem Fall von Zwangsneurose (»Rattenmann«), G. W. Nachtragsband, 509–569.

Henry [Williams], G. (1969): Some aspects of projective mechanisms in the Jungian theory, *Journ. of Child Psychotherapy,* 2, Nr. 3, 43–56.

Joseph, B. (1982): Addiction to near-death, in: M. Feldman und E. Bott Spillius (Hg.): *Psychic Equilibrium and Psychic Change,* London (Routledge) 1989. Dt.: Die Sucht nach Todesnähe, in: dies., *Psychisches Gleichgewicht und psychische Veränderung,* übers. von E. Vorspohl, Stuttgart (Klett-Cotta) 1994, 189–206; auch in: E. Bott Spillius (Hg.), *Melanie Klein Heute,* Bd. 1, Stuttgart, 3. Aufl. (Klett-Cotta) 2002, 391–407.

Keats, J.: Ode to a Nightingale, in: Keats, J. *The Complete Poems,* 523–532, London (Longman). Dt. in: *Hundert englische Gedichte,* hg. u. übers. von H.-D. Gelfert, München (Deutscher Taschenbuch Verlag) 1999, 129.

Klein, M. (1946): Notes on some schizoid mechanisms. *The Writings of Melanie Klein,* Bd. III, hg. von R. Money-Kyrle, B. Joseph, E. O'Shaughnessy und H. Segal, London (Hogarth Press) 1975. Dt.: Bemerkungen über einige schizoide Mechanismen, neu übers. von E. Vorspohl, in: dies., *Gesammelte Schriften,* Bd. III. Hg. von R. Cycon. Stuttgart (frommann-holzboog) 2000, 7–41.

Klein, M. (1952b): Some theoretical conclusions regarding the emotional life of the infant. *The Writings of Melanie Klein,* Bd. III, hg. von R. Money-Kyrle, B. Joseph, E. O'Shaughnessy und H. Segal, London (Hogarth Press) 1975. Dt.: Theoretische Betrachtungen über das Gefühlsleben des Säuglings, übers. von E. Vorspohl, in: dies., *Gesammelte Schriften,* Bd. III. Hg. von R. Cycon. Stuttgart (frommann-holzboog) 2000, 105–156.

Klein, M. (1955): On identification. *The Writings of Melanie Klein,* Bd. III, hg. von R. Money-Kyrle, B. Joseph, E. O'Shaughnessy und H. Segal, London (Hogarth Press) 1975. Dt.: Über Identifizierung, übers. von E. Vorspohl, in: dies., *Gesam-*

melte Schriften, Bd. III. Hg. von R. Cycon. Stuttgart (frommann-holzboog) 2000, 229–278.

Klein, M. (1957): Envy and gratitude. *The Writings of Melanie Klein,* Bd. III, hg. von R. Money-Kyrle, B. Joseph, E. O'Shaughnessy und H. Segal, London (Hogarth Press) 1975. Dt.: Neid und Dankbarkeit. Eine Untersuchung unbewußter Quellen, übers. von E. Vorspohl, in: dies., *Gesammelte Schriften,* Bd. III. Hg. von R. Cycon. Stuttgart (frommann-holzboog) 2000, 279–368.

Klein, M. (1958): On the development of mental functioning. *The Writings of Melanie Klein,* Bd. III, ehg. Von R. Money-Kyrle, B. Joseph, E. O'Shaughnessy und H. Segal, London (Hogarth Press) 1975. Dt.: Zur Entwicklung psychischen Funktionierens, übers. von E. Vorspohl, in: dies., *Gesammelte Schriften,* Bd. III. Hg. von R. Cycon. Stuttgart (frommann-holzboog) 2000, 369–386.

Laplanche, J. und Pontalis, J. B. (1967): *Vocabulaire de la Psychanalyse,* Paris (Presse Universitaires de France). Dt.: *Das Vokabular der Psychoanalyse,* übers. von E. Moersch, Frankfurt a.M. (Suhrkamp), 12. Aufl., 1994.

Mack Brunswick, R. (1929): Ein Nachtrag zu Freuds Geschichte einer infantilen Neurose. *Int. Zeitschr. Psychoanal.,* 15, 1–43.

Main, M. und Hesse, E. (1990): Parents' unresolved traumatic experiences are related to infant disorganized attachment status: Is frightened and/or frightening parental behaviour the linking mechanism? In: M. T. Greenberg, D. Cicchetti und E. M. Cummings (Hg.), *Attachment in the Preschool Years,* Chicago (Univ. of Chicago Press), 161–185.

Main, M. und Solomon, J. (1990): Procedures for identifying infants as disorganized/disoriented during the Ainsworth strange situation, in: M. T. Greenberg, D. Cicchetti and E. M. Cummings (Hg.), *Attachment in the Preschool Years,* Chicago (Univ. of Chicago Press), 121–161.

Meltzer, D. (1967): *The Psychoanalytic Process,* London (Heinemann).

Meltzer, D. (1968): Terror, persecution and dread, *Int. Journ. of Psycho-Analysis,* 49, 396–401. Dt.: Panik, Verfolgungsangst, Furcht – Zur Differenzierung paranoider Ängste, übers. von E. Vorspohl, in: E. Bott Spillius (Hg.), *Melanie Klein Heute,* Bd. 1, Stuttgart, 3. Aufl. (Klett-Cotta) 2002, 288–298.

Meltzer, D. et al. (1975): *Explorations in Autism,* Perthshire (Clunie Press).

Meltzer, D. (1978): *The Kleinian Development.* Perthshire (Clunie Press).

Meltzer, D. (1982): *The Claustrum.* London (Clunie Press).

Pinheiro, M. A. (1993): *A Clinical Study of Early Feeding Difficulties: Risk and Resilience in Early Mismatches within Parent-infant Relationship,* London (Tavistock Clinic) (MA in Psychoanalytic Observational Studies).

Potamianou, A. (1997): *Hope: A Shield in the Economy of Borderline States.* London (Routledge).

Reid, M. (1992): Joshua – Life after death. The replacement child, *Journ. of Child Psychotherapy* 18, Nr. 2, 109–138.

Rosenfeld, H. (1971): A clinical approach to the psychoanalytic theory of life and death instincts: an investigation into the aggressive aspects of narcissism. *Int. Journ. of Psycho-Analysis,* 52, 169–78. Dt.: Beitrag zur psychoanalytischen Theorie des Lebens- und Todestriebes aus klinischer Sicht: Eine Untersuchung der aggressiven Aspekte des Narzißmus, übers. von L. Köhler, in E. Bott Spillius (Hg.): *Melanie Klein Heute,* Bd. 1, Stuttgart, 3. Aufl. (Klett-Cotta) 2002, 299–319.

Shuttleworth, J. (1983): »I am bad, no good, can't think«, in: Boston, M. und Szur, R. (Hg.), *Psychotherapy with Severely Deprived Children.* London (Routledge).

Spitz, R. A. (1945): Hospitalism. An inquiry into the genesis of psychiatric conditions in early childhood. *Psychoanal. Study Child,* I, 53–74.

Steiner, J. (1982): Perverse relationships between parts of the self: A clinical illustration. *Intern. Journ. of Psycho-Analysis,* 63, 241–251.

Steiner, J. (1987): The interplay between pathological organizations and the paranoid-schizoid and depressive positions, *Int. Journ. of Psycho-Analysis,* 68, 69–80. Dt.: Die Wechselwirkung zwischen pathologischen Organisationen und der paranoid-schizoiden und depressiven Position, übers. von E. Vorspohl, in E. Bott Spillius (Hg.): *Melanie Klein Heute,* Bd. 1, Stuttgart, 3. Aufl. (Klett-Cotta) 2002, 408–431.

Steiner, J. (1993): *Psychic Retreats,* London (Routledge). Dt.: *Orte des seelischen Rückzugs. Pathologische Organisationen bei psychotischen, neurotischen und Borderline-Patienten,* übers. von H. Weiß, Stuttgart (Klett-Cotta) 1998.

Symington, J. (1985): The survival function of primitive omnipotence, *Int. Journ. of Psycho-Analysis* 66, 481–486.

Waddell, M. und Williams, G. (1991): Reflections on perverse states of mind, in: *Free Associations,* Bd. 2, Teil 1, Nr. 22, 203–213.

Sachregister

Mathias Hirsch (Hg.)

Der eigene Körper als Symbol?

Der Körper in der Psychoanalyse

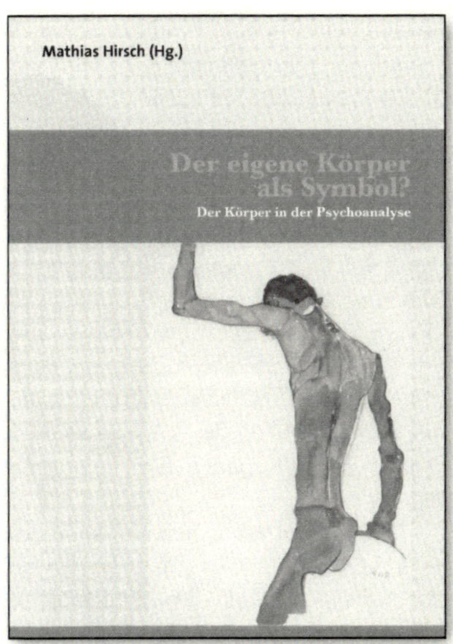

2021 · 281 Seiten · Broschur
ISBN 978-3-8379-3114-3

Der Körper hat Symbolbedeutung in verschiedenen Bereichen der Psychopathologie. Über ihn können unbewältigte psychische Konflikte und Defizite, aber auch Traumafolgen und deren Abwehr mehr oder weniger symbolisch ausgedrückt werden. Unter diesem Aspekt betrachten die Beiträger*innen Themen wie Selbstverletzung und Essstörungen, beschreiben die Besonderheiten des therapeutischen Vorgehens bei wenig symbolisierten Körpersyndromen und untersuchen die Kommunikationsfunktion des Körpers in der analytischen Psychotherapie. Nichtsymbolisierte Körpersymptome in frühester Kindheit werden ebenso bearbeitet wie die Verbindung zu zeitgenössischen Formen der Körperkultur wie Tattoo und Piercing. Mit Blick auf die Geschichte der Psychoanalyse werden die Ursprünge der Symbolbedeutung des Körpers aufgespürt und ihre Weiterentwicklung nachvollzogen.

Mit Beiträgen von Margarete Berger, Christel Böhme-Bloem, Mathias Hirsch, Gerhard Paar, Fernanda Pedrina, Reinhard Plassmann, Aglaja Stirn und Volker Trempler